W0045743

Wolfgang Wessely   LEBENSKRAFT ATEM

Wolfgang Wessely

LEBENSKRAFT ATEM

Richtig atmen – gesünder leben

Herder

Freiburg · Basel · Wien

Alle Rechte vorbehalten – Printed in Germany
© Verlag Herder Freiburg im Breisgau 1991
Herstellung: Freiburger Graphische Betriebe 1991
ISBN 3-451-22331-7

FÜR CHRISTINE

Inhalt

9

Einführung

Unsere Atmung durchzieht unser Leben wie ein roter
Faden. Was auch immer wir gerade tun oder nicht tun,
wir müssen fortwährend atmen, als Erwachsener etwa
16mal pro Minute. Bei dieser grundlegenden Bedeutung des Atems für unser Existieren ist es erstaunlich,
daß ihm so wenig Beachtung geschenkt wird. Wir leben in einer hektischen Zeit, die die allermeisten Menschen im wortwörtlichen Sinne atemlos macht: sie
haben das Gefühl für ihren Atem nahezu gänzlich ver-
loren. In der Regel atmen sie flach und angespannt,
und in Belastungssituationen wie Angst oder starker
körperlicher Beanspruchung halten sie die Luft an oder
bringen sich durch kurzes, hastiges Luftschnappen sogleich außer Atem. Erst wenn ihr Atem nicht mehr
richtig funktioniert, z. B. bei Krankheiten wie Asthma
oder Bronchitis, wird ihnen deutlich, wie lebensnot-
wendig er ist.
Wenn Sie aufmerksamer für Ihren Atem werden, nehmen Sie mehr von dem „Grundnahrungsmittel" Sauerstoff auf. Dadurch steigern Sie Ihre Kraft und
Lebendigkeit und stärken Ihre Gesundheit. Bewußtes
Atmen kurbelt nicht nur Kreislauf und Stoffwechsel
an, sondern wirkt auch ausgleichend auf das Nervensystem. So können Sie Krankheiten auf natürliche Weise
mit einem Medium vorbeugen, das kostenlos und Ihnen zudem jederzeit verfügbar ist.
Das vorliegende Buch zeigt verschiedene Wege auf,

wie Sie die Lebenskraft Atem für sich wiederentdecken können. Es richtet sich an alle Menschen, die Vitalität und Lebensfreude vermehren und auf diese Weise zu einem erfüllteren Leben finden möchten.

Aufgeteilt ist das Buch in sechs Kapitel. Das erste Kapitel enthält Bemerkungen zur Geschichte des Atems, zur Anatomie und Physiologie des Atemvorgangs und zu den Wirkungen bewußten Atmens. Außerdem werden allgemeine Hinweise zur Ausführung der im weiteren Verlauf folgenden Atemübungen gegeben sowie Anregungen vermittelt, wie man durch das Bewußtwerden für natürliche körperliche Impulse (wie Gähnen, Sich-Strecken, Seufzen) auf einfache Weise mit seinem Atem in Kontakt kommen kann. Die weiteren Kapitel sind so gegliedert, daß sie jeweils am Anfang aus einem theoretischen und dann einem ausführlichen Übungsabschnitt bestehen. So behandelt das zweite Kapitel die Zwerchfellatmung und das dritte die Vollatmung am Beispiel der Rebirthing-Methode. Das vierte Kapitel beschäftigt sich mit dem Zusammenspiel von Atem und Bewegung und das fünfte mit dem Atem als Mittel des Kontakts zum anderen. Abschließend wird der Feueratem vorgestellt, eine Atemtechnik aus dem Yoga, welche den Fluß unserer Lebensenergie kräftig stimuliert.

1. Lebenskraft Atem

1.1. Zur Geschichte des Atems

Die Bedeutung des Atems für Selbsterkenntnis und Gesundheit war bereits vielen Völkern der Antike bekannt. Vor allem im Osten war die Beschäftigung mit dem Atem eingebunden in verschiedene religiöse bzw. philosophische Systeme.

So gab es im alten China zwei religiöse Weltanschauungen, zu deren Praktiken auch Atemübungen zählten: den Taoismus und den Buddhismus.

Kern der Lehre des Taoismus ist das sog. Tao (wörtlich: der Weg), ein allgemeingültiges, kosmisches Gesetz, an welchem sich alle Lebewesen ausrichten müssen. Dieses Gesetz leitet den Menschen (den Mikrokosmos) dazu an, sein Leben in Harmonie mit der Natur (dem Makrokosmos) zu gestalten. Dadurch kann er den Makrokosmos in sich selbst entdecken, was ihm schließlich ermöglicht, seine begrenzte Persönlichkeit aufzugeben und eins zu werden mit der Ordnung des ganzen Universums.

Obgleich das Weltbild des Taoismus eine Orientierung für das alltägliche Leben bildete, brachte es den Typ des taoistischen Einsiedlers hervor, dessen höchstes Bestreben es war, seinen Körper und seinen Geist mit dem All zu vereinigen. Dazu benutzte er auch verschiedene Bewegungs- und Atemübungen.

Der aus Indien stammende Buddhismus wurde von den Lehren seines Begründers Buddha geprägt, welche sich in acht Tugenden zusammenfassen lassen: „der rechten Erkenntnis, der rechten Gesinnung, der rechten Rede, der rechten Tat, der rechten Lebensführung, der rechten Anstrengung, der rechten Vergegenwärtigung und der rechten Vertiefung".[1] Nach der buddhistischen Lehre ist das praktische Leben des Menschen eingebettet in sein meditatives, in einen körperlichen und seelisch-geistigen Ruhezustand, zu dessen Erlangung auch Atemübungen erforderlich sind. In diesem Zusammenhang ist die heutzutage recht bekannte Vipassana-Meditation zu nennen, bei welcher der Meditierende seine Aufmerksamkeit auf den ein- und ausströmenden Atem richtet, alle dabei auftauchenden Gedanken, Gefühle und körperlichen Empfindungen wahrnimmt und vorbeiziehen läßt.

Aus Indien entstammt die jahrtausendealte Lehre des Yoga, bei der die Atmung eine zentrale Rolle spielt. Die wörtliche Übersetzung von „Yoga" ist „Joch" oder „Anschirrung". Damit ist gemeint, daß Yoga einen Weg darstellt, die verlorengegangene Verbindung zu unserem wahren Wesen, zu Gott, wiederzuerwecken. In allen Schulen des Yoga, vor allem im Hatha-Yoga (dem uns im westlichen Kulturkreis geläufigen Yoga), geht es um die Kontrolle und Beherrschung von Körper und Geist, wodurch man sich innerlich vom irdischen Geschehen lösen kann. Als Werkzeuge hierzu setzt man neben bestimmten Körperpositionen (Asanas) auch Atemübungen ein. Das System der Atemübungen im Yoga heißt „Pranayama" (Prana = Atem[2], Ayama = kontrollieren). Pranayama dient der körperlichen und seelisch-geistigen Erneuerung durch Erhöhung des Energieniveaus und ist zugleich ein Mittel der Meditation, der Versenkung auf dem Weg der Verschmelzung mit Gott.

Atemübungen sind uns des weiteren aus Tibet und Japan überliefert. Beide Länder wurden in starkem Maße von den Anschauungen des Buddhismus beeinflußt. In Japan etwa entwickelte sich die Schule des Zen. Im Mittelpunkt der Zen-Meditation steht die Konzentration des Menschen auf seine Mitte, das sog. Hara, das sich beim Erwachsenen ungefähr zwei Finger breit unter dem Nabel befindet. Dieses Ruhen im Zentrum ermöglicht es, den Atem zu entspannen und einfach geschehen zu lassen. Das führt zu einer allmählichen Aufgabe des rastlosen Ego und zu tiefer Ruhe und Klarheit, zum Gefühl des Eins-Seins mit allem.

Im Westen ist uns vor allem die Pneuma-Lehre der alten Griechen bekannt, die sowohl Heilkunst als auch Philosophie war. Die Pneumatiker sahen im Atem den Träger des Lebens und in seinem Versagen das Wesen der Krankheit. Der Begriff „Pneuma" meint in diesem Zusammenhang sowohl den Atem als auch den Geist Gottes. Diese doppelte Bedeutung des Atmens als körperliche und seelisch-geistige Funktion findet man auch im Alten Testament wieder. Dort heißt es im Ersten Buch Mose (2,7): „Und Gott der Herr machte den Menschen aus einem Erdenkloß, und er blies ihm ein den lebendigen Odem in seine Nase. Und also ward der Mensch eine lebendige Seele." Bemerkenswert ist schließlich die Tatsache, daß sich das Wort Atem vom indischen „Atman" ableitet, was soviel wie „das Göttliche in uns" bedeutet.

Am Ende des 19. Jahrhunderts und zu Beginn des 20. Jahrhunderts kam bei uns ein zunehmendes Interesse an der Atmung auf. So entwickelte der Franzose François Delsarte ein System, mit dem er Atemarbeit und Bewegungserziehung miteinander verband. Beeinflußt von diesem Konzept wurde die deutsche Gymnastiklehrerin Else Gindler, die eine Methode der Atemtherapie begründete, für welche „Körperbewußtsein als Grundlage und Experimentieren als Arbeitsweise"[3] kennzeichnend sind. Der Schweizer Leo Kofler brachte eine Methode der Atem- und Stimmschulung hervor, auf deren Grundlage die beiden Deutschen Clara Schlaffhorst und Hedwig Anderson eine eigene Atemschule aufbauten. Ferner ist der deutsche Arzt Dr. Johannes Ludwig Schmitt zu nennen, der eine eigenständige Richtung der Atemtherapie kreierte. Diese besteht aus einer Kombination von Atemmassage und Atemgymnastik. Einen wichtigen Beitrag zur Weiterentwicklung von Atemtherapie und Atempflege leistete auch die deutsche Professorin Ilse Middendorf. So schuf sie etwa mit ihrer Fingerkuppen- und Vokalraumarbeit differenzierte Möglichkeiten der Anregung und Wahrnehmung des Atems.

Daneben entstand eine Art der Atemtherapie, welche mit beschleunigter und vertiefter Atmung arbeitete und vom deutschen Psychoanalytiker Wilhelm Reich entwickelt wurde. Reich setzte neben bestimmten Körperübungen gezielt tiefes Atmen ein, um bei seinen Patienten körperliche Verspannungen und emotionale Blockierungen bewußt zu machen und aufzulösen. Auch neuere Verfahren der sog. Humanistischen Psychologie, wie z. B. die Bioenergetik des Reich-Schülers Alexander Lowen, die Primärtherapie Arthur Janovs oder die Rebirthing-Therapie Leonard Orrs (zur Rebirthing-Methode vgl. Kap. 3), arbeiten mit verstärkter Atmung, um Menschen in Kontakt mit unbewältigten Erlebnissen zu bringen und diese zu integrieren.

16

1.2. Zur Anatomie und Physiologie des Atmens

1.2.1. Die Atemwege

Man unterscheidet zwischen oberen und unteren Atemwegen. Zu den oberen Atemwegen gehören die Nase und der Rachen, zu den unteren zählt man den Kehlkopf, die Luftröhre und die Bronchien mit ihren Verzweigungen.

Zunächst gelangt die Luft durch die Nase in die beiden Nasenhöhlen. Die Nasenhöhlen sind mit einer Schleimhaut ausgestattet, in deren Gewebe sich zahlreiche Blutgefäße befinden. Diese sorgen dafür, daß die Atemluft so vorgewärmt wird, daß sie schließlich die Lungen in einer angemessenen Temperatur erreicht. Darüber hinaus enthält die Nasenschleimhaut eine Vielzahl schleimabsondernder Zellen, welche zusammen mit der Tränenflüssigkeit die Luft anfeuchten und eine Reizung oder gar ein Austrocknen der Atemwege verhindern. Schließlich hält die Schleimhaut Schmutzpartikel der einströmenden Atemluft fest. Ihre feinen Flimmerhärchen befördern diese mitsamt dem Schleim auf schnellstem Wege zu den Nasenlöchern oder zum Rachen, von wo sie durch die Verdauung ausgeschieden werden. Falls die Nasenschleimhaut von übermäßig vielen Fremdkörpern belegt ist, können wir uns dieser durch den Niesreflex entledigen.

Nach dem Passieren des Rachenraums erreicht der Luftstrom den Kehlkopf. Dieser ist an erster Stelle Organ der Stimmbildung.[4] Des weiteren gewährleistet er bei jeder Schluckbewegung durch Verschließen seines Deckels, daß weder Flüssigkeit noch feste Nahrung in die Luftröhre gelangen. Denn jede Blockierung des Luftkanals kann sich bis zu lebensbedrohlichen Erstickungsanfällen steigern.

Für die Atmung ist der Kehlkopf in zweifacher Hinsicht wichtig: zum einen wird die Luft durch seine Schleimhaut ein weiteres Mal befeuchtet; zum anderen schützt und reinigt der Kehlkopf die unteren Atemwege durch den Hustenreflex. So werden Fremdkörper, welche in Kehlkopf, Luftröhre oder Bronchien eingedrungen sind, folgendermaßen entfernt: die Stimmritze verschließt sich zunächst fest, öffnet sich dann plötzlich, wodurch die Luft mitsamt dem Fremdkörper hinausgestoßen wird.

Der weitere Weg der Atemluft geht durch die Luftröhre in die Bronchien. Die Luftröhre besteht aus Knorpelgewebe und besitzt eine gewisse Elastizität. Dies erleichtert das Durchfließen des Luftstroms. Darüber hinaus besitzt die Luftröhre – ähnlich wie die Nasenhöhlen – eine Schleimhaut mit Flimmerhärchen, welche in Richtung Kehlkopf zeigen und Staubteilchen herausbefördern können.

Die Luftröhre spaltet sich in die beiden Stammbronchien, welche die Luft in den linken und rechten Lungenflügel bringen. Die Bronchien wiederum verzweigen sich in immer kleiner werdende Äste. Man spricht in diesem Zusammenhang vom Bronchialbaum, dessen feinste Ausläufer die Bronchiolen sind. Jeder Bronchiolus wird von einer Vielzahl hauchdünner Lungenbläschen umgeben, in denen der Gasaustausch zwischen Luft und Blut stattfindet (vgl. dazu Kap. 1.2.4.).

1.2.2. Die Atembewegung

Wie erfolgt nun der Transport der Luft sowie der Gasaustausch in den Atemwegen? Dieser Vorgang erfordert ein Zusammenspiel von Lunge, Brustkorb und Atemmuskulatur.

Die Lunge spielt bei der Atembewegung eine passive Rolle, da sie keine eigenständige Muskulatur besitzt, die ihre Ausdehnung ermöglicht. Daher wird sie von außen durch den Brustkorb bewegt. Zu diesem Zweck sind sowohl die Lungenoberfläche als auch die Innenseite des Brustkorbs jeweils von einer zarten Haut umkleidet, dem Lungenfell und dem Brustfell. Zwischen beiden befindet sich ein hauchdünner Flüssigkeitsfilm. Wie bei zwei Glasplatten, die naß aufeinanderliegen, verhindert dieser Flüssigkeitsfilm, daß sich die Lunge vom Brustkorb abheben kann. Sie kann sich zwar gleitend entlang des Brustkorbs verschieben, muß jedoch seinen Bewegungen folgen: ebenso wie dieser muß sie sich beim Einatmen erweitern und beim Ausatmen verkleinern.

Die bei der Einatmung wichtigsten Muskeln sind das Zwerchfell und die äußeren Zwischenrippenmuskeln. Das Zwerchfell ist eine sehnige Muskelplatte, welche Bauch und Brustkorb voneinander trennt. Beim Einatmen zieht es sich zusammen und bewirkt eine Ausdehnung des Brustraums vor allem nach unten (vgl. dazu auch Kap. 1.3.1. und 2.1.). Zugleich kontrahieren sich die äußeren Zwischenrippenmuskeln, wodurch die Rippen angehoben und damit der Brustumfang nach allen Richtungen hin vergrößert wird. In umgekehrter Weise erfolgt das Ausatmen durch die Entspannung von Zwerchfell und äußerer Zwischenrippenmuskulatur.

Durch das Weiter- und Engerwerden des Rumpfes beim Ein- und Ausatmen verändern sich fortwährend die Druckverhältnisse zwischen dem Rumpfraum und der Außenluft. Die Einatembewegung vergrößert den Raum im Innern des Oberkörpers. Es entsteht dort ein Unterdruck, durch den die Luft in die Lunge hineingezogen wird. Demgegenüber verkleinert sich beim Ausatmen der Rumpfraum, was einen Überdruck zur Folge hat. Die Luft kann jetzt wieder ausströmen. Bildhaft ausgedrückt verläuft die Atembewegung nach dem Muster eines Blasebalgs, welcher sich ebenfalls beim Ausweiten mit Luft anfüllt und diese beim Zusammendrücken entweichen läßt.

1.2.3. Das Atemzentrum

Da das Atmen zumeist unwillkürlich geschieht, ist eine übergeordnete Steuerungsinstanz erforderlich, welche den automatischen, störungsfreien Ablauf der Atmung garantiert. Diese Aufgabe kommt dem Atemzentrum zu. Das Atemzentrum gehört zum sog. autonomen Nervensystem, das alle nicht mit dem Willen lenkbaren Funktionen des Körpers wie Kreislauf, Verdauung, Stoffwechsel oder Fortpflanzung reguliert. Es besteht aus einer Ansammlung von Nervenzellen und befindet sich im verlängerten Rückenmark, also ungefähr in Höhe des Genicks.
Das Atemzentrum wird auf verschiedene Weise beeinflußt, in erster Linie durch den Kohlensäuregehalt des Blutes. Sein Ansteigen, etwa wenn man für einen Moment lang die Luft anhält, bewirkt eine Stimulation des Atemzentrums, und dies führt sogleich zu einem stärkeren Atmen. Umgekehrt wird das Atemzentrum bei

relativ wenig Kohlensäure im Blut gehemmt, und man kann dann leicht für eine Weile mit dem Atmen aussetzen. Davon profitieren beispielsweise Taucher, die vor dem Tauchen durch kurzzeitiges tiefes, schnelles Atmen viel Kohlensäure abgeben, um die Reizung des Atemzentrums und damit das Wieder-Luftholen-Müssen hinauszuzögern.

Ferner wird das Atemzentrum durch Sauerstoffmangel angeregt. So registrieren feinste Meßfühler, sog. Chemorezeptoren, in der Halsschlagader und der großen Körperschlagader ein Absinken des Sauerstoffdrucks des Blutes und informieren das Atemzentrum. Dieses löst dann tieferes und schnelleres Atmen aus. So werden zum Beispiel Bergsteiger beim Aufstieg in größere Höhen (3000 m und mehr) dazu veranlaßt, ihre Atmung zu steigern, da der Sauerstoffgehalt der Luft immer geringer wird. Darüber hinaus erfährt das Atemzentrum eine Beeinflussung durch sog. Dehnungsrezeptoren in der Lunge. Diese sind winzige Ausläufer des 10. Hirnnerven (nervus vagus), die bei einer zunehmenden Dehnung des Lungengewebes das Atemzentrum alarmieren. Dieses bremst daraufhin die Einatmung, wodurch zwangsläufig die Ausatmung eingeleitet wird.

Auch äußere Reize wie Kälte, Wärme oder Schmerz können über die Sinneszellen der Haut auf das Atemzentrum einwirken. Kälte bewirkt eine Vertiefung und Beschleunigung der Atmung, was etwa von der kalten Dusche nach dem Saunagang oder einem Kneippschen Arm- oder Beinguß bekannt ist. Wärme hingegen verlangsamt die Atmung: ein heißes Vollbad beruhigt nicht nur das Gemüt, sondern drosselt auch das Atmen. Und Schmerz kann je nach Art der Einwirkung die Atembewegung sowohl steigern als auch hemmen.

Daß schließlich Emotionen einen starken Einfluß auf die Atmung haben, ist uns aus eigener Erfahrung wohlbekannt (vgl. Kap. 1.3.2.). Das hängt damit zusammen, daß das Atemzentrum in enger Verbindung mit dem Zwischenhirn steht. Dort werden unsere Empfindungen, Gefühle und Stimmungen in nervöse Impulse umgewandelt, die bei der Steuerung der Atmung und anderer Körperfunktionen mitwirken.

Wenn das Atemzentrum gereizt wird, sendet es Impulse vornehmlich an die Einatmungsmuskulatur aus. So bewirkt es über die Stimulierung des Zwerchfellnervs die Kontraktion des Zwerchfells und über die Erregung der Zwischenrippennerven das Zusammenziehen der Zwischenrippenmuskeln. Dadurch kommt es je nach Stärke und Häufigkeit der Reizungen im Atemzentrum sowohl zu Veränderungen der Atemtiefe als auch der Atemgeschwindigkeit.

1.2.4. Die Atmung als grundlegendes Element des Stoffwechsels

Atmen bedeutet Leben, Nicht-Atmen Tod. Unsere wichtigste Lebensquelle ist der Atem, da wir fortwährend Sauerstoff benötigen, um überleben zu können. Auf Nahrung kann der Körper bis zu mehreren Wochen verzichten, da er sie speichern kann. Selbst ohne Flüssigkeit kann der Organismus noch wenige Tage auskommen, ohne Sauerstoff hingegen nur wenige Minuten. So weiß man etwa, daß bereits nach mehr als 3 Minuten Atemstillstand die empfindlichen Hirnzellen abzusterben beginnen.

Welche Prozesse spielen sich nun in unserem Körper ab, wenn wir atmen? In Kap. 1.2.1. wurde bereits ange-

deutet, daß der Gaswechsel zwischen Luft und Blut in
den Lungenbläschen erfolgt. Die zarten Lungenbläschen sind von einem verzweigten Netz feinster Haargefäße umgeben. In diese Haargefäße gelangt der
Sauerstoff, während die Kohlensäure aus dem Blut in
die Lungenbläschen abgegeben und als Kohlendioxyd
und Wasserdampf ausgeatmet wird. Für diesen Gasaustausch sind weit mehr als 200 Millionen Lungenbläschen pro Lungenflügel vorhanden. Diese bilden
eine Oberfläche von ca. 100 m², was der Größe einer
geräumigen Vier-Zimmer-Wohnung entspricht. Erforderlich ist diese riesige Fläche, weil der Organismus
ständig Sauerstoff braucht bzw. Kohlensäure abführen
muß, die Auswechslung der beiden Stoffe aber nur
durch den recht langsamen Prozeß der Diffusion[5]
möglich ist. Den beschriebenen Gasaustausch bezeichnet man als äußere Atmung.
Dem steht die zugleich ablaufende innere Atmung gegenüber: die Körperzellen nehmen den Sauerstoff aus
dem Blut auf und geben Kohlensäure ins Blut ab. Was
geschieht in den Zellen, wenn sie mit Sauerstoff ver-
sorgt werden? Im Zellinneren findet ein stufenweiser
Verbrennungsprozeß der – ebenfalls auf dem Blutwege
– herbeigeführten Nahrungsstoffe statt, bei welchem
die Verbrennungskraft des Sauerstoffs unerläßlich ist.
Diesen Prozeß können wir am Beispiel des Feuers ver-
deutlichen: es brennt nur mit ausreichend Luft bzw.
Sauerstoff. Und wenn wir beispielsweise eine angezün-
dete Kerze unter eine Glasglocke stellen, so erlischt sie
innerhalb von kurzer Zeit.
Ständige Sauerstoffzufuhr hält also unser „inneres
Feuer" am Lodern. Die Nahrungsstoffe werden aufge-
spalten, wodurch Energie und u. a. die bereits genann-
ten Abfallprodukte Kohlendioxyd und Wasser freige-

setzt werden. Atmung ist demnach ein energiespendender Vorgang, ohne den der Organismus nicht lebensfähig wäre. Denn die gewonnene Energie wird sowohl zur Aufrechterhaltung einer konstanten Körpertemperatur (die für den ungehinderten Ablauf der komplizierten Stoffwechselprozesse erforderlich ist) als auch zur Verrichtung von körperlicher und geistiger Arbeit benötigt.

Das Blut spielt die Rolle eines Vermittlers zwischen äußerer und innerer Atmung. Es bindet den Sauerstoff an den roten Blutfarbstoff, das Hämoglobin, und transportiert ihn zu den Körperzellen. Dort löst es diese Verbindung wieder, die Zellen können den Sauerstoff aufnehmen. Umgekehrt wird die von den Zellen ausgeschiedene Kohlensäure im Blutplasma befördert und gelangt über die Lungenbläschen in die Ausatmungsluft.

1.3. Die Wirkungen bewußten Atmens

In Kapitel 1.2.3. wurde bei der Besprechung des Atemzentrums das Atmen als unwillkürliches Geschehen behandelt. Gegenüber anderen unbewußt ablaufenden Funktionen des Körpers besitzt die Atmung allerdings eine Sonderstellung: sie kann willensmäßig beeinflußt werden, da es direkte Nervenverbindungen zwischen Atemzentrum und Großhirn gibt. „Die Atemfunktion hat sich sozusagen bis in die Bewußtseinsebene hinaufentwickelt."[6] Wir sind durch bewußtes Atmen imstande, die unbewußte, d.h. durch das Atemzentrum gelenkte Atmung jederzeit außer Kraft zu setzen. Dabei bedeutet „bewußtes Atmen" zum einen, daß wir den Atem mit unserem Geist bewußt wahrnehmen, zum anderen, daß wir ihn bewußt in Tiefe und Geschwindigkeit verändern können. Beides ist freilich in der Praxis nicht voneinander zu trennen.

1.3.1. Körperliche Wirkungen

Bewußtes Atmen heißt regelmäßiges und zuweilen auch vertieftes Atmen. Auf jeden Fall gewährleistet es eine verstärkte Sauerstoffzufuhr für den Körper und sorgt damit für den reibungslosen Ablauf aller unserer Lebensfunktionen.

Durch die Anreicherung mit Sauerstoff wird das Blut gereinigt, denn die Verbrennung der Nahrungsstoffe ist vollständiger, die Schlackenstoffe sind vermindert und können leichter aus dem Körper herausbefördert werden. Da wir ständig atmen müssen, ist unsere Atmung ein äußerst wichtiges Medium, um Abfallprodukte des Organismus zu beseitigen. So ist es auch keineswegs erstaunlich, daß lediglich 3% der Körperschadstoffe durch Stuhl, 7% durch Urin, weitere 20% durch die Haut, jedoch die übrigen 70% durch Ausatmen freigegeben werden.[7]

Wenn wir flach atmen und insbesondere ungenügend ausatmen, bilden sich durch den Überschuß an Kohlensäure nicht nur vermehrt Schlacken im Körper. Darüber hinaus verdickt sich auch das Blut: „Die roten Blutkörperchen schrumpfen ein, verkleben sich zu Stäbchen und verstopfen die feinen Haargefäße aller durchbluteten Organe, wie Herz, Lunge, Leber, Nieren, Milz, Drüsen, Gehirn, Muskeln. Durch die Stauungen wächst der Blutdruck und erlahmt der Kreislauf."[8]

Von dem frischen, sauerstoffreichen Blut, das sich durch bewußtes Atmen bildet, werden alle Organe durchströmt. Dazu tragen auch die Muskelbewegungen beim Atmen bei. Durch das rhythmische Zusammenpressen der zwischen der Atemmuskulatur befindlichen Blutgefäße[9] wird das Blut bis in die feinsten Haargefäße überall im Körper transportiert: so wird der gesamte Blutkreislauf angeregt und eine Normalisierung des Blutdrucks begünstigt.

Eine besondere Rolle beim Atemvorgang spielt das Zwerchfell (vgl. dazu auch Kap. 1.2.2. und 2.1.), da es durch seine Betätigung verschiedene Körperorgane in ihrer Funktion unterstützt. Beim Einatmen kontrahiert es sich und wölbt sich nach unten in den Bauchraum hinein, beim Ausatmen erschlafft es wieder. Dadurch massiert es kontinuierlich alle Bauchorgane, indem es verbrauchtes Blut aus diesen herausdrückt und für dessen Weiterbeförderung sorgt. So wird die Tätigkeit des Magens stimuliert, und die Ausscheidungsfunktion der Nieren aktiviert. Der Transport der für Verdauungsvorgänge bedeutsamen Gallenflüssigkeit (die in der Leber produziert wird) in die Gallenblase bzw. in den Darm wird unterstützt. Ebenso wird die Weiterleitung der in der Bauchspeicheldrüse gebildeten Verdauungsenzyme in den Darm angeregt. Schließlich wird auf diese Weise natürlich auch die Arbeit des Darms wesentlich erleichtert. Daher ist bewußtes Atmen eine wunderbare Vorbeugung und Hilfe gegen die allzu häufig auftretende Darmträgheit.

Das Herz wird durch die Muskulatur des Zwerchfells entlastet, da ihm das Zwerchfell bei seiner Pumparbeit behilflich ist.[10] Darüber hinaus wird es zugleich durch

26

die Bewegung des Zwerchfells gekräftigt: mit jedem Ausatmen (bei dem das Herz dem erschlafften Zwerchfell aufliegt) wird es zusammengedrückt, mit jedem Einatmen wieder von diesem Druck befreit.[11] Bewußtes Atmen bedeutet also sowohl Entlastung als auch Gymnastik für das Herz. Durch seinen regulierenden Einfluß auf die Herztätigkeit stellt es eine ausgezeichnete Unterstützung bei allen Herz-/Kreislaufstörungen dar.

Wenn der Blutkreislauf durch bewußtes Atmen angekurbelt und das Blut damit auch in den zartesten Verzweigungen der Blutbahn zirkulieren kann, wird unsere Haut besser genährt. Wir erfreuen uns dann unseres rosigen, samtigen Aussehens und können zudem kalten Händen und Füßen vorbeugen. Außerdem wissen wir, daß eine gut durchblutete Haut schneller Giftstoffe aus dem Körper ausscheiden und sich so leichter regenerieren kann.

Abschließend seien noch die Auswirkungen bewußten Atmens auf die Wirbelsäule erwähnt. Wenn wir einatmen, wird unsere Wirbelsäule gestreckt, bei jedem Ausatmen wird sie wieder etwas zusammengezogen. Durch bewußtes Atmen wird sie systematisch trainiert: der Körper kann sich auf natürliche Weise aufrichten, wodurch wir einen Schutz vor Haltungsschäden haben. Vor allem die zwischen den einzelnen Wirbelkörpern liegenden Bandscheiben werden besser genährt. Sie bleiben so elastischer und haltbarer. Damit wird gegen ihre übermäßig schnelle Abnutzung und eine daraus resultierende geringere Beweglichkeit der Wirbelsäule auf sinnvolle Weise vorgesorgt.

1.3.2. Seelisch-geistige Wirkungen

Unser Atem ist nicht nur ein Motor für unsere körperlichen Funktionen, sondern auch ein empfindlicher Indikator für unsere Stimmung und unsere geistige Verfassung. An der Art, wie wir atmen, läßt sich ablesen, wie es uns geht. Spüren wir Freude und Heiterkeit, dann vertieft sich unsere Atmung. Erleben wir Angst und Schrecken, so verflacht sie oder setzt phasenweise ganz aus. In vielen Metaphern unserer Sprache wird der enge Zusammenhang zwischen Atmung und Stimmung deutlich: „große Begeisterung und Freude lassen den Atem fliegen, vor Schreck und Kummer erstirbt er, … aus Angst wagt man kaum zu atmen. In atemberaubender, ja atemloser Spannung verfolgen wir ein Geschehen. Läßt die Spannung nach, können wir endlich aufatmen. Man holt erst einmal tief Luft, wenn man jemandem seine Meinung sagen will …"[12]
Durch bewußtes Atmen können wir unser seelisch-geistiges Wohlbefinden steigern und die Rastlosigkeit des Alltags gehen lassen. Die Kraft des Atems bringt nämlich all diejenigen Lebensenergien in uns wieder zum Fließen, die zuvor in Form von seelischen Verkrampfungen gebunden waren. Ängste sowie unangenehme Gefühle können dann allmählich von uns abfallen. Wir fühlen uns ruhiger und entspannter und erleben mehr innere Harmonie.
Über diese Wirkungen des bewußten Atmens hinaus erfahren wir eine zunehmende Wachheit und Lebendigkeit. Von der Vermehrung des Sauerstoffs im Blutkreislauf profitiert in besonderem Maße das Gehirn, da es diesen Stoff weit mehr als andere Körperorgane benötigt. So wird durch vertieftes Atmen unser Geist erfrischt und geklärt, und unsere Denk- und Konzen-

trationsfähigkeit erhöhen sich. Ein Schleier von Benommenheit oder gedanklicher Unordnung kann von uns weichen. Da zugleich unsere Intuition und Spontaneität wachsen, fällt es uns leichter, Schwierigkeiten zu meistern und Entscheidungen zu treffen. Wir sind mehr mit unserer „inneren Stimme" in Berührung, die uns bewußt macht, was wir wirklich wollen.
Neben einer Aktivierung erlangen wir durch bewußtes Atmen auch eine Entspannung unseres Geistes. Wenn wir unsere Aufmerksamkeit stärker auf den Atem lenken, beginnen unsere Gedanken zunehmend unwichtiger zu werden, und wir erlauben unserem hochaktiven Gehirn, ein wenig zur Ruhe zu kommen.

1.4. Allgemeine Hinweise zur Ausführung der Atemübungen

Im weiteren Verlauf des Buches finden sich eine Vielzahl von Atemübungen. In diesem Abschnitt erhalten Sie einige Hinweise, durch deren Beachtung Sie den größtmöglichen Gewinn aus den Übungen ziehen können:

✳ Führen Sie die Übungen in einem gut gelüfteten Raum, nach Möglichkeit sogar im Freien durch. Je frischer und klarer die Luft, um so stärker ist die Wirkung der Übungen.
✳ Tragen Sie bequeme Kleidung. Achten Sie vor allem darauf, daß Sie Gürtel, Büstenhalter, Krawatte oder Kragen lockern oder ganz ablegen.

✳ Üben Sie am besten morgens gleich nach dem Aufstehen. Sie profitieren so am meisten, da Sie sich den ganzen Tag wach und munter fühlen. Sie können sich auch zu jeder anderen Tageszeit den Übungen widmen, allerdings nicht bis zu zwei Stunden nach einer Mahlzeit. Nach dem Essen wird ein Teil unserer Energie für die Verdauungstätigkeit benötigt, so daß uns keine volle Konzentration zur Verfügung steht. Auch unmittelbar vor dem Schlafengehen sollten Sie nicht üben, da Sie ansonsten Einschlafschwierigkeiten haben könnten.

✳ Wählen Sie für die Übungen einen ruhigen Raum. Sie sollten möglichst wenig durch Lärm und nicht durch andere Personen gestört werden.

✳ Suchen Sie sich aus der Fülle der Übungen diejenigen aus, die Ihnen am meisten Spaß bereiten. Sie sollten sich nicht zu irgendwelchen Übungen zwingen, da Sie ansonsten nur unnötig Widerstände erzeugen und die Lust verlieren. Denken Sie daran, daß der Sinn der Übungen darin besteht, Sie lockerer und lebendiger zu machen. Hören Sie mit einer Übung auf, wenn Sie zunehmend Langeweile mit ihr empfinden.

✳ Beschränken Sie sich auf wenige Übungen und üben Sie diese lieber regelmäßig. Sie haben weitaus mehr Freude und Nutzen, wenn Sie täglich nur fünf Minuten üben, als wenn Sie ein riesiges Übungsprogramm zweimal im Monat absolvieren.

✳ Machen Sie die Übungen langsam, damit Sie deren Wirkungen bewußt erleben können. Überprüfen Sie insbesondere am Anfang und Ende jeder Übung kurz Ihren Atem. Auf diese Weise können Sie leicht feststellen, welche Atemveränderungen sich durch eine Übung ergeben haben, und so Ihre Sensibilität erhöhen. Nehmen Sie ohne irgendeine Bewertung zur Kenntnis, ob

Ihr Atem nach einer Übung tiefer oder flacher, schneller oder langsamer, regelmäßiger oder unregelmäßiger geworden ist.

* Erinnern Sie sich immer wieder daran, daß Sie mit den Übungen nichts willentlich erreichen können. Die beste Haltung ist gelöste Ruhe und Aufmerksamkeit, welche erst den natürlichen Atemfluß in Bewegung bringen und somit die erwünschten positiven Ergebnisse von selbst herbeiführen.

1.5. Erste Kontaktaufnahme mit dem Atem: Gähnen, Sich-Strecken, Seufzen

Unser Körper kennt eine Vielzahl von Möglichkeiten, um die Atmung anzuregen. Diese sog. natürlichen Atemimpulse werden von uns teils willkürlich, teils unwillkürlich eingesetzt. Zu ihnen zählen Gähnen, Sich-Strecken, Seufzen, Lachen, Weinen, Riechen, Blasen, Pfeifen, Singen, Summen und Sprechen.

Das Gähnen stellt eine Reflexbewegung dar, die sowohl ein vertieftes Ein- als auch Ausatmen bewirkt. Damit verbunden ist eine starke Kontraktion des Zwerchfells sowie eine Dehnung der Mund-, Rachen-, Kehlkopf- und Rumpfmuskulatur. Wir können das Gähnen willentlich erzeugen, aber oftmals wird es durch Müdigkeit oder Langeweile hervorgerufen. In beiden Fällen brauchen wir vermehrt Sauerstoff, weil sich durch flaches Atmen ein Überschuß an Kohlensäure im Blut gebildet hat (vgl. dazu Kap. 1.2.3.).

Gähnen ist also eine sehr sinnvolle Maßnahme des Körpers. Sie läßt sich als deutliches Zeichen eines gesteigerten Atem- und Dehnbedürfnisses des Organismus betrachten. Sie sollten so oft wie möglich genußvoll gähnen, insbesondere nach dem Aufwachen, vor dem Zubettgehen und immer dann, wenn Sie sich müde und abgespannt fühlen. Sie können dadurch ihre Wachheit und Klarheit zurückgewinnen und körperliche Spannungen vermindern.

Leider wird die Wichtigkeit des Gähnens zum Erreichen einer vollen Atmung nur allzu häufig ignoriert. In Gesellschaft gilt es als unhöflich oder als Ausdruck von Desinteresse, wenn wir uns herzhaftes Gähnen erlauben. Und auch alleine halten wir das Gähnen oft zurück, weil wir es als störend oder unpassend empfinden.

Stellen Sie sich aufrecht hin, schließen Sie Ihre Augen und führen Sie sich irgendeine Situation Ihres Lebens vor Augen, in der Sie sich sehr müde oder gelangweilt fühlten. Beginnen Sie nun damit, die Mundbacken so stark aufzublasen, als hätten Sie den Mund mit Nahrung oder Flüssigkeit übervoll. Jetzt öffnen Sie Mund und Rachenraum immer mehr, als ob Sie eine große Orange verschlucken wollten. Lassen Sie den Mund ganz weit aufgerissen und warten Sie, bis der Gähnreiz anfängt. Sie können dann den Mund nicht mehr willentlich zumachen. Geben Sie sich dem Gähnen einfach so lange hin, bis sich der Mund wieder von selbst schließen will. Spüren Sie einen Augenblick, wie Ihr Atem fließt und wie es Ihnen jetzt geht.

Beim Sich-Strecken handelt es sich um eine Aktion des Körpers, bei welcher vor allem die Rumpf-, Arm- und Gesichtsmuskulatur verlängert wird. Als Folge davon

weiten sich die Räume in diesen Bereichen, und die Atmung wird voller und freier. Das Sich-Strecken tritt
fast immer in Kombination mit dem Gähnen auf.
Strecken Sie sich, sooft Sie ein Bedürfnis danach ver-
spüren. Die meisten Menschen genehmigen sich das
Sich-Strecken höchstens nach dem Aufwachen. Sie
können Streckbewegungen in alle Richtungen ausführen: nach oben, nach unten, zur Seite, in die Schräge.
Schauen Sie einmal einer Katze zu, wie sie sich ausgiebig räkelt.

Ballen Sie im Stehen Ihre Hände zu Fäusten. Legen Sie
die Fäuste etwa in Höhe des Gesichts gegeneinander mit
den Ellenbogen jeweils nach außen gerichtet, so daß Ellenbogen und Fäuste eine Waagrechte bilden. Beginnen
Sie jetzt damit, die Arme langsam nach oben und schließlich zu den Seiten auszustrecken. Achten Sie darauf, daß
Sie die Streckbewegung behutsam vollziehen, um Über-
dehnungen der Muskulatur zu verhindern. Wenn Sie gähnen müssen, lassen Sie es zu. Spüren Sie, wie sehr Ihr
Körper durch das Sich-Strecken an Länge und Breite gewinnt. Bringen Sie die Arme wieder nach unten und beobachten Sie noch einen Moment lang Ihren Atem.

Seufzen bedeutet entspanntes und verlängertes Ausatmen, das automatisch eine Vertiefung der Atmung zur
Folge hat. Ihm geht zumeist kräftiges Einatmen vor-
aus, welches kurz angehalten wird. So seufzen wir
manchmal unbewußt, um einer zunehmenden Verfla-
chung unserer Atmung entgegenzuwirken.
Über die Anregung des Atemgeschehens hinaus haben
wir mit dem Seufzen ein Mittel, körperliche Blockierungen oder seelischen Druck ein wenig gehen zu lassen. Der Seufzer hilft uns, zurückgehaltene oder gar
angestaute Energien hörbar nach außen zu bringen.

Wir müssen oft seufzen oder stöhnen, wenn wir körperliche Beschwerden haben. Bei Kummer oder Niedergeschlagenheit lassen wir unwillkürlich den berühmten „Seufzer der Erleichterung" los.

Auch wenn das Seufzen – ähnlich wie das Gähnen – in Gesellschaft häufig als unangebracht angesehen wird, sollten Sie möglichst dann seufzen, wenn Sie sich danach fühlen. Sie besitzen mit dem Seufzen eine wunderbare Möglichkeit, sowohl Ihre Atmung zu verstärken als auch Entspannung herbeizuführen.

Stehen Sie locker und entspannt und nehmen Sie einen tiefen Atemzug durch die Nase. Öffnen Sie vor dem Ausatmen leicht Ihren Mund und geben Sie jetzt einen weichen Seufzton von sich. Stellen Sie sich dabei vor, wie dieser Seufzer ganz herunterfällt bis in den unteren Bauchraum. Spüren Sie die feinen Vibrationen und das Gefühl von zunehmender Leichtigkeit in Ihrem Körper. Wiederholen Sie diesen Ablauf mehrmals. Fühlen Sie anschließend, wie Ihr Atem geht.

2. Die Zwerchfellatmung

2.1. Die Definition des Begriffs „Zwerchfellatmung"

Die Zwerchfellatmung wird oft mit der sog. Bauchatmung gleichgesetzt. Umgangssprachlich versteht man unter der „Bauchatmung" eine Art der Atmung, bei welcher sich die Bauchdecke abwechselnd hebt und senkt. Der Begriff „Bauchatmung" ist allerdings unzutreffend, da die Bauchmuskulatur selbst keinen aktiven Anteil am Atemgeschehen hat.[13] Vielmehr wird sie durch die Kontraktion des Zwerchfells bewegt. Deshalb spricht man in diesem Zusammenhang korrekterweise von „Zwerchfellatmung".

Wie aus Kapitel 1.2.2. hervorgeht, handelt es sich beim Zwerchfell um einen Muskel, der Bauch- und Brustraum voneinander scheidet. Das Zwerchfell verläuft also quer durch den Körper, besitzt jedoch zwei Kuppeln, die in den Brustbereich ragen. Wenn es sich beim Einatmen zusammenzieht, flachen diese Kuppeln ab, und es weitet sich in den Bauchraum hinein aus: der Bauch wird nach unten und nach außen gedrückt. Beim Ausatmen kommt das Zwerchfell zurück in die Ausgangsposition: der Bauch breitet sich wieder nach oben aus und flacht ab. Vereinfacht läßt sich das Zwerchfell mit einem umgedrehten Plastikeimer vergleichen, welcher durch das Einatmen „eingedellt" wird und durch das Ausatmen zu seiner ursprünglichen Form zurückfindet. Wenn wir die Zwerchfellatmung einsetzen, können wir deutlich die Bewegungen des Bauches beobachten und mit unseren Händen spüren.

Zwerchfellatmung beinhaltet neben einer starken Bewegung der Bauchmuskulatur auch eine Aktivierung der Brustkorbmuskulatur. Sie ist immer auch leichte Brustatmung: so kontrahiert sich durch die Arbeit des Zwerchfells vor allem die untere Zwischenrippenmuskulatur (vgl. dazu Kap. 1.2.2.).[14] Damit haben wir einen weiteren Grund, die Bezeichnung „Zwerchfellatmung" dem irreführenden Begriff „Bauchatmung" vorzuziehen.

2.2. Die Merkmale der Zwerchfellatmung

2.2.1. Nasenatmung

Die Nasenatmung ist die natürliche Atmung, denn die eingeatmete Luft wird durch die Nase vorgewärmt, befeuchtet und gefiltert (vgl. dazu Kap. 1.2.1.). Wenn Sie möglichst beständig durch die Nase ein- und ausatmen, besitzen Sie eine ausgezeichnete Vorbeugung gegen Erkältungskrankheiten. Denn konsequente Nasenatmung verhindert die Reizung der Schleimhäute durch zu kalte, trockene oder verunreinigte Luft.

Zudem kräftigen Sie insbesondere durch Nasenatmung das Zwerchfell. Aufgrund der Nasenenge und der vielen Windungen in der Nase atmen Sie nämlich die Luft durch die Nase mit größerem Widerstand ein als durch den Mund: das Zwerchfell läßt sich etwas schwerer bewegen und wird dadurch trainiert.

Gleichzeitig ergibt sich durch die physiologische Nasenverengung eine Verlängerung und damit Vertiefung der Einatmung. Die Atmung wird sozusagen verlangsamt, was es uns erleichtert, bei den Übungen unseren Atem und auftauchende Empfindungen bewußter zu erleben.

Demgegenüber sollten Sie die Mundatmung als aushelfende Atmung betrachten, z. B. bei größerer körperlicher Beanspruchung. Aber auch bei bestimmten Atemübungen (vgl. dazu Kap. 3 und 4) ist die Atmung durch den Mund sinnvoll.

2.2.2. Bewußtes Atmen im Dreierrhythmus: Ausatmen – Pause – Einatmen

Bewußtes Atmen besteht aus drei Phasen: dem Ausatmen, der Atempause und dem Einatmen. Die meisten Menschen fühlen sich allerdings oft angespannt und gehetzt und empfinden dann ihre Atmung – wenn überhaupt – als einen zweiphasigen Ablauf: Einatmen und Ausatmen. Das bedeutet: sie schnappen begierig nach Luft und lassen diese sofort wieder entweichen, die beruhigende Atempause fehlt.

Beim Erlernen der Zwerchfellatmung müssen wir unsere Aufmerksamkeit zuerst auf die Ausatmung richten. Entspanntes und vertieftes Ausatmen ist der Schlüssel zur Wiederherstellung eines natürlichen Atemflusses.

Weshalb spielt die Ausatmung eine so wichtige Rolle beim Atemgeschehen? Zunächst entledigen wir uns mit

Hilfe der Ausatmung mehrerer Abfallprodukte des Stoffwechsels, insbesondere der Kohlensäure (die – wie zuvor erwähnt - beim Ausatmen in Kohlendioxyd und Wasserdampf zerfällt). Durch tiefes Ausatmen erreichen wir daher eine gründliche Entschlackung und Entsäuerung unseres Organismus. Zumeist atmen wir aber zu kurz aus. Gemäß der Devise „Brust raus, Bauch rein" haben wir gelernt, unseren Brustkorb mit Luft zu füllen, vergessen jedoch daraufhin, unsere Bauchdecke zu entspannen und die Luft wieder möglichst vollständig entströmen zu lassen. So können wir niemals genügend frischen Sauerstoff einatmen, weil sich ständig zuviel verbrauchte Luft im Körper befindet. Als Folge davon bilden sich vermehrt Schlackenstoffe, wodurch die Funktion von Organen und Muskulatur langfristig beeinträchtigt wird. Am Fall des Asthmatikers zeigt sich eine Behinderung der Ausatmung, die sich zu einer krankhaften Störung ausgeweitet hat: er leidet unter Atemnot und Erstickungsanfällen, weil er nicht mehr in der Lage ist, vollständig auszuatmen.

Wir sollten uns angewöhnen, als erstes an die Ausatmung zu denken, da erst auf diese Weise ein volles Einatmen möglich wird. Ebenso muß man einen Becher erst leeren, bevor man ihn frisch auffüllen kann. Durch gesteigertes Ausatmen wird jedoch noch mehr bewirkt: der Atem strömt ganz von selbst wieder ein, wir brauchen nichts zu tun.

Das oben erwähnte Beispiel des Asthmatikers, der an einer chronischen Verengung der feinen Bronchialmuskulatur erkrankt ist, führt uns zu einem weiteren Grund für die Bedeutsamkeit der Ausatmung. Über die innere Reinigung des Organismus hinaus werden wir nämlich durch die Ausatmung auch entkrampft und gelockert. Die Ausatmung ist die Phase im Atemprozeß, in der wir uns entspannen und hingeben. So wollen wir einmal richtig „Dampf ablassen" und meinen damit, daß wir uns durch vertieftes Ausatmen von Verspannungen oder seelischen Druck ein wenig befreien. Auch durch Seufzen oder Stöhnen, wobei wir verstärkt ausatmen, verschaffen wir uns Erleichterung von inneren Verkrampfungen oder gegenwärtigen Schwierigkeiten (vgl. dazu Kap. 1.5.).

An die Phase der Ausatmung schließt sich die Atempause an. Streng genommen handelt es sich hierbei nicht um eine Pause, sondern um ein kaum wahrnehmbares Ausklingen der Ausatmung. Die Atempause ist in zweifacher Hinsicht wesentlich: zum einen haben wir Gelegenheit, zur Ruhe zu kommen, uns nach der für den Atemapparat energieverzehrenden Einatmung zu entspannen: „Die Atempause ist die Phase, in der sich die Atmung vom Atmen erholt."[15] Den Begriff „Atempause" kennen wir auch aus unserem Alltag. Wir sollen „mal eine Atempause machen", wenn wir etwa beruflich unter permanenter Überbeanspruchung stehen. Uns wird empfohlen, „ein Weilchen auszuspannen", damit unser Körper ganz abschalten kann.

Die zweite Bedeutung der Atempause bezieht sich auf die aus der Erholung gewonnene neue Lebenskraft. In der Atempause tanken wir gleichsam auf, beziehen wir die Energien, die wir für die nächste Einatmung brauchen. Denselben Prozeß erleben wir in jedem längeren Urlaub: zunächst entspannt sich unser Organismus allmählich, und aus dieser Entspannung erwachsen zunehmend Stärke und Dynamik, wir sind wieder leistungsfähig.

Jetzt erst erfolgt die Einatmung, mit der wir unseren Körper mit neuem Leben erfüllen. Zwar stellt die Einatmung denjenigen Teil des Atemvorgangs dar, der mit Spannung und Aktivität verbunden ist und durch bestimmte Übungen noch verstärkt werden kann (vgl. dazu Kap. 3). Bei der Zwerchfellatmung geht es aber nicht um willentliches tiefes Luftholen: es ist hierbei unnatürlich, wenn wir unseren Bauch beim Einatmen angestrengt nach außen drücken oder ihn gar einziehen. Vielmehr sollten wir uns eine Einstellung geduldigen Abwartens aneignen, die es dem Atem erlaubt, auf leichte Weise in uns einzuströmen: „wenn wir gründlich ausatmen, kommt die Einatmung ganz von selbst, quasi als Zugabe oder Geschenk. Die Luft wird von der sich entfaltenden Lunge in die sich weitenden Rumpfräume eingesaugt."[16]

2.3. Vorbereitungsübungen zur Zwerchfellatmung

Die folgenden Vorbereitungsübungen stellen Hilfen zum Erlernen der Zwerchfellatmung dar. Sie sind sozusagen wichtige Bausteine, durch die Sie zunehmend ein Gefühl für diese Art der Atmung erlangen können.

2.3.1. Übungen zur Anregung der Nasenatmung

◇ Schnüffeln Sie beim Einatmen mehrmals kurz. Stellen Sie sich vor, wie Sie an einer Blüte riechen und deren Duft in Ihren Körper hineinnehmen. Atmen Sie nun sanft und lang aus. Wiederholen Sie diesen Ablauf mehrmals.

◇ Führen Sie sich Ihren Naseninnenraum mit seinen vielen engen Windungen vor Augen. Lassen Sie die Luft durch die Nasenflügel langsam ein- und ausströmen und nehmen Sie dabei den Innenraum der Nase bewußt wahr. Versuchen Sie sowohl ein Gefühl für seine Größe zu bekommen als auch dafür, wie die Luft in der Nase an Feuchtigkeit gewinnt und erwärmt wird.

◇ Beginnen Sie Ihre Nase behutsam zu massieren. Bearbeiten Sie die Nasenflügel, den Nasenrücken und die Stirn leicht mit den Fingerspitzen. Sie können die Nase beispielsweise beklopfen, leicht kneten, reiben oder streichen. Lassen Sie Ihrer Phantasie freien Lauf.

◇ Rümpfen Sie Ihre Nase und stellen Sie sich dabei vor, wie Sie vor dem Geruch eines verräucherten Lokals oder eines verdorbenen Nahrungsmittels Abscheu empfinden. Bewegen Sie nun die Nase in alle möglichen Richtungen, ohne die Hände zu benutzen.

◇ Verengen Sie beide Nasenlöcher, indem Sie mit Daumen und Zeigefinger einen leichten Druck auf die Nasenflügel ausüben. Nach einigen Atemzügen durch die Nase weiten Sie Ihre Nasenlöcher. Bringen Sie dazu Daumen und Zeigefinger ein wenig in die Nase und drücken Sie die Nasenflügel vorsichtig auseinander. Atmen Sie bei dieser Übung möglichst langsam und bewußt.

◇ Verschließen Sie das rechte Nasenloch mit dem Daumen der rechten Hand und atmen Sie durch das linke Nasenloch ein. Entfernen Sie den Daumen vom rechten Nasenloch, legen Sie den Ringfinger der rechten Hand auf das linke Nasenloch und atmen durch das rechte aus. Bleiben Sie mit dem Ringfinger auf dem linken Nasenloch und atmen Sie durch das rechte ein. Nun beginnt der gesamte Ablauf wieder von vorne. Üben Sie ihn mehrmals hintereinander. Fühlen Sie, durch welches Nasenloch die

Atemluft anfangs leichter geht und stellen Sie am Ende der Übung fest, ob sich diesbezüglich Veränderungen ergeben haben.

Diese Wechselatmung stammt aus der Tradition des Yoga. Sie stellt ein höchst wirkungsvolles Hilfsmittel zur Öffnung und Reinigung der Nasenwege und damit zur Stimulierung der Nasenatmung dar. Insbesondere bewirkt sie ein gleichmäßiges Strömen der Luft durch beide Nasenlöcher,[17] wodurch innere Ruhe und Ausgeglichenheit gefördert werden.

2.3.2. Übungen zur Kräftigung und Entspannung von Zwerchfell und Bauchraum

Soweit nicht anders angegeben, sollten Sie die weiteren Übungen dieses Kapitels im Liegen (auf dem Rücken) mit an das Gesäß angestellten Beinen durchführen, weil Ihr Bauch in dieser Position am besten entspannt.

◇ Ziehen Sie beim Einatmen Ihren Bauch fest ein. Stellen Sie sich vor, Sie wollen den Bauch gegen die Wirbelsäule drücken. Lassen Sie beim Ausatmen den Bauch herausschnellen, d. h. gestatten Sie ihm soweit herauszukommen, wie er möchte. Wiederholen Sie diese Übung mehrere Male.

◇ Atmen Sie tief in Ihren Bauch ein. Fangen Sie jetzt damit an, diesen anzuspannen, und halten Sie die Luft dabei an. Lassen Sie die Spannung im Bauch immer stärker werden, bis Sie das Gefühl haben, als bestünde die Oberfläche des Leibes aus einer dicken Betonplatte. Halten Sie die Spannung noch einige Sekunden aufrecht und lassen Sie dann mit dem Ausatmen den Bauch gehen.

42

Beobachten Sie, wie die Bauchdecke gleichsam herunterfällt. Fühlen Sie, wie Zwerchfell und Bauchmuskulatur weich werden.

◇ Lassen Sie die Luft aus Ihrem Bauch entweichen und halten Sie daraufhin Ihren Atem an. Bewegen Sie die Bauchdecke rein und raus, zunächst langsam, dann immer schneller werdend, bis Sie wieder atmen müssen. Spüren Sie, wie jetzt die Luft ganz von selbst in den Bauchraum einfließt.
Diese Übung gehört zum grundlegenden Programm des Hatha-Yoga. Sie bewirkt eine kräftige Massage der Bauchorgane und stellt daher auch eine hervorragende Unterstützung für eine regelmäßige Stuhlentleerung dar. Es ist empfehlenswert, sie dreimal hintereinander auszuführen.

1

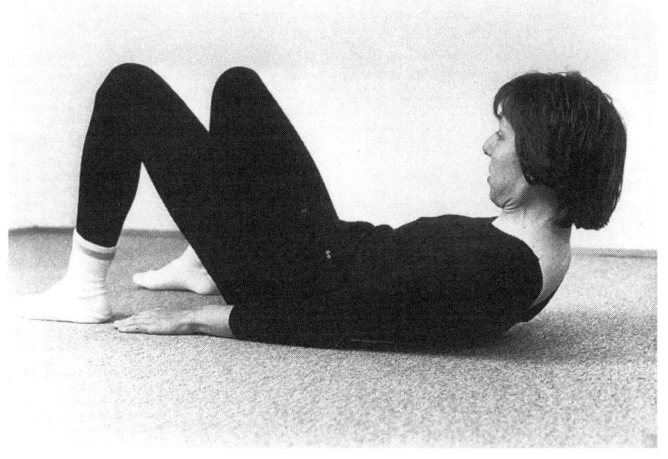

◇ Heben Sie Ihren Kopf vom Boden so weit an, daß Sie zwischen Ihren Beinen hindurchsehen können. Achten Sie darauf, daß Sie sich nicht mit den Armen abstützen. Halten Sie diese Stellung eine Weile und legen Sie den Kopf wieder zurück in die Ausgangsposition.

◇ Strecken Sie Ihre Beine aus, bringen Sie diese beim Einatmen etwa 30 cm nach oben und lassen Sie sie beim Ausatmen auf den Boden sinken. Führen Sie diese Übung sehr langsam durch.

◇ Massieren Sie Ihren Bauch, indem Sie zunächst kreisförmige Streichbewegungen mit Ihrer linken Hand ausführen. Diese Bewegungen sollten im Uhrzeigersinn erfolgen, so daß sie im Einklang mit der Verdauungstätigkeit des Darms, der Darmperistaltik, stehen. Beschreiben Sie nun zusätzlich mit der rechten Hand auf der rechten Hälfte des Bauches einen Halbkreis von unten nach oben und zwar immer dann, wenn die linke Hand oben angelangt ist. So entsteht ein harmonisches Zusammenspiel von beiden Händen.
Mit dieser sanften Massage können Sie auf angenehme Weise die Durchblutung und damit die Lockerung der Bauchmuskulatur anregen.

◇ Eine andere Art der Bauchmassage besteht darin, Ihren Bauch leicht mit den Fingerkuppen zu beklopfen. Führen Sie diese Klopfmassage stets von unten nach oben aus, da Sie auf diese Weise den Rückfluß des verbrauchten Blutes zum Herzen unterstützen.

◇ Mit der folgenden Übung aktivieren Sie Ihre Zwerchfellmuskulatur. Machen Sie zunächst den Bauch frei, da Sie diese Übung so am leichtesten durchführen können. Fassen Sie jetzt mit den Fingern der rechten Hand ein wenig unter die Außenseite des rechten Rippenbogens, so daß die Fingerspitzen vom Rippenbogen bedeckt werden. Führen Sie die Finger unter dem Rippenbogen in langsamen und kleinen Bewegungen hin und her und wandern Sie dabei allmählich zur Mitte. Gönnen Sie sich eine kurze Pause zum Nachspüren des Atems. Beginnen Sie erneut an der Außenseite und gehen Sie mit den Fingern ein bißchen tiefer unter den Rippenbogen, als ob Sie dort einhaken würden. Verstärken Sie den Druck nach und nach, jedoch nur so sehr, wie Sie sich wohl damit fühlen. Rükken Sie dann mit den Fingern ungefähr 2 cm nach innen und wiederholen Sie den Vorgang. Machen Sie das ganze vier bis fünf Mal, bis Sie in der Mitte angekommen sind. Wechseln Sie nun zur linken Körperseite.

◇ Die wohl einfachste und natürlichste Übung zur Anregung des Zwerchfells ist das Lachen. „Lachen ist die beste Medizin", heißt es, und wir können in unserem Zusammenhang sagen: „Lachen ist die beste Medizin für das Zwerchfell." Denn durch Lachen wird unser Zwerchfell kräftig durchgerüttelt und -geschüttelt. Wenn wir ausgiebig herzhaft lachen, können wir „vor lauter Lachen den Bauch kaum halten", und am Tag darauf spüren wir manchmal eine Art Muskelkater in unserem Zwerchfell.
Legen Sie die Hände auf Ihren Oberbauch und atmen Sie ein. Fangen Sie damit an, beim Ausatmen durch den Mund auf „ha-ha-ha-ha" zu lachen. Lassen Sie das Lachen tief aus dem Bauch kommen und spüren Sie die mächtigen Erschütterungen im Zwerchfell. Lachen Sie so lange, bis Sie wieder Luft holen müssen. Wiederholen Sie diesen Ablauf mehrmals.

2.3.3. Übungen zur Vertiefung der Ausatmung

◇ Lassen Sie Ihre aufgestellten Beine langsam zur linken Seite sinken. Achten Sie dabei darauf, daß Sie die rechte Schulter nicht vom Boden abheben. Falls Sie mit den Beinen nicht ganz auf die Erde kommen, halten Sie ein oder zwei Kissen bereit, auf denen Sie die Beine bequem ablegen können. Entspannen Sie in dieser Haltung so gut wie möglich den Bauch und konzentrieren Sie sich vollkom-

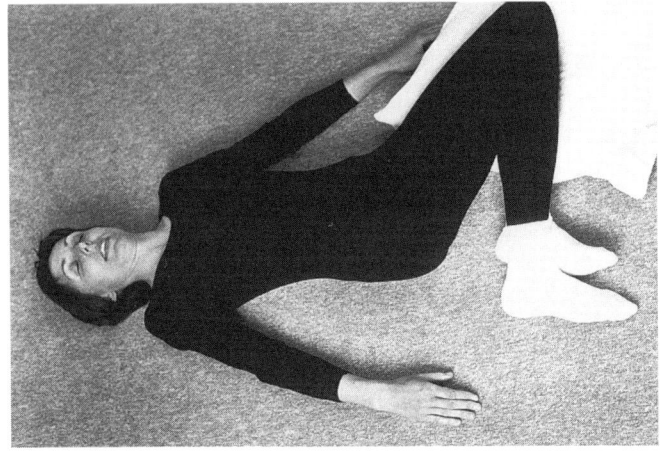

2

men auf die Ausatmung. Kommen Sie zurück in die Ausgangslage und wiederholen Sie das gleiche auf der rechten Seite.
Bei dieser Übung wird der Bauch etwas zusammengedrückt, wodurch das Einatmen erschwert und ein vertieftes Ausatmen erleichtert wird.

◇ Nehmen Sie einen tiefen Atemzug und halten Sie den Atem an. Lassen Sie unter keinen Umständen Luft entweichen, solange es Ihnen möglich ist. Fühlen Sie, wie es ist, wenn der Körper vollkommen mit Luft angefüllt ist und diese nicht heraus kann. Gönnen Sie sich nun ein langes und entspanntes Ausatmen.

◇ Atmen Sie auf ein weiches und kaum hörbares „pf..pf..pf.." aus, wobei Ihr Mund leicht geöffnet ist. Nehmen Sie wahr, wie lang und gelöst Sie mit Hilfe dieser Konsonanten ausatmen können. Lassen Sie das Einatmen durch die Nase von selbst kommen. Wiederholen Sie die Übung einige Male.

46

3

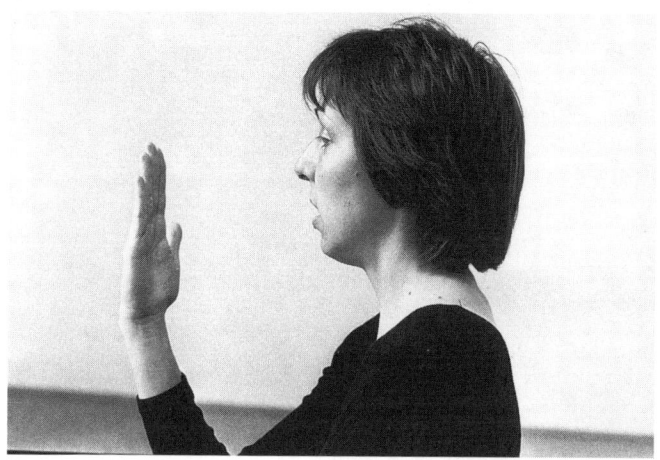

◇ Öffnen Sie Ihren Mund so, daß Kiefermuskulatur und Kinn locker bleiben. Halten Sie die Handfläche einer Hand im Abstand von ca. 20 cm vor den Mund und atmen Sie mit dem Laut „ha" aus. Dieses „ha" sollte wie ein sanftes und gleichmäßiges Hauchen sein und die Luft dabei mit Leichtigkeit dem Körper entströmen. Wenn Sie die Feuchtigkeit und Wärme der Luft, aber kaum den Luftstrom auf der Hand spüren, haben Sie die Übung richtig ausgeführt.

◇ Eine der natürlichsten Hilfen zur Vertiefung der Ausatmung stellt das Summen dar. Summen Sie mit geschlossenem Mund auf den Konsonant „m...m...m...". Achten Sie darauf, daß Sie den Atem frei fließen lassen und den Summton nicht durch Pressen künstlich verlängern. Empfinden Sie die feinen Vibrationen, welche durch das Summen im ganzen Körper ausgelöst werden. Diese Vibrationen reinigen den Körper, indem Sie Spannungen und Verkrampfungen lösen. Summen schenkt uns ein Gefühl von Klarheit und Wachheit sowie einen ausgeglichenen und gelösten Atem.

◇ Atmen Sie solange kurz und stoßweise aus, bis Sie wieder Luft holen müssen. Versuchen Sie dann noch mit einem weiteren „Stoß", die restliche Luft hinauszubringen. Ziehen Sie dabei den Bauch fest ein. Lassen Sie jetzt den Atem ohne Ihr Zutun einfließen.

◇ Legen Sie Ihre Hände so auf den Bauch, daß sich die linke Hand oberhalb und die rechte unterhalb des Bauchnabels befindet. Spüren Sie das Heben und Senken der Bauchdecke, während Sie ein- und ausatmen. Stellen Sie sich vor, wie jedes Ausatmen ein wenig länger und entspannter und der Bauch auf diese Weise zunehmend weicher wird.

◇ Üben Sie beim Ausatmen mit Ihren Händen einen leichten Druck auf den Bauch aus und lösen Sie diesen beim Einatmen wieder.

2.4. Die Bedeutung der Zwerchfellatmung und einige Experimente mit ihr

Die Zwerchfellatmung besitzt in erster Linie eine beruhigende und entspannende Wirkung. Wenn wir im Alltag angespannt und nervös sind, hilft sie uns, den Kontakt zu unserer Mitte wiederzufinden. Auf diese Weise können festgehaltene Energien allmählich aus dem Körper abfließen: wir fühlen uns wieder in uns zu Hause.

Darüber hinaus werden wir bei Müdigkeit und Abgeschlagenheit durch die Zwerchfellatmung auf angenehme Weise belebt und ermuntert. Denn durch die

Konzentration auf den Atem wird dieser gleichmäßiger, und unserem Organismus werden in verstärktem Maße neue Lebenskräfte zugeführt.

In diesem Abschnitt folgen einige Experimente mit der Zwerchfellatmung. Von diesen profitieren Sie am meisten, wenn Sie sich mit dieser Atemmethode bereits hinreichend vertraut gemacht haben. Falls Sie sich diesbezüglich noch unsicher fühlen, sollten Sie weiterhin auf die in Kapitel 2.3. beschriebenen Vorbereitungsübungen zurückgreifen.

◇ Dieses Experiment soll Sie dazu anregen, das Bewußtsein für Ihre Atmung zu vertiefen. Es geht darum, daß Sie für die feinen Veränderungen Ihres Atems empfänglich werden. So wie ein guter Musiker eine innige Beziehung zu seinem Instrument entwickelt hat, sollten Sie lernen, immer sensibler für Ihren Atem zu werden. Sie können dieses Experiment im Liegen, Sitzen oder Stehen durchführen. Entsprechend den drei Phasen der Zwerchfellatmung besteht es aus drei Teilen.

Im ersten Teil richten Sie Ihre ganze Aufmerksamkeit auf die Ausatmung. Versuchen Sie sich so gut wie möglich dem Ausatem hinzugeben. Während Sie diesen beobachten, fragen Sie sich: „Lasse ich meine Ausatmung von selbst geschehen oder beeinflusse ich den Vorgang willentlich?" Wenn Sie irgendeine Beeinflussung bemerken, prüfen Sie: „Drücke ich die Luft eher eilig heraus und erzeuge somit Spannungen in meinem Bauch oder atme ich eher verhalten aus, indem ich den Atem stockend oder stoßweise entweichen lasse." Wenn Ihnen Einwirkungen auf die Ausatmung ins Bewußtsein treten, nehmen Sie diese ohne Bewertung wahr. Auf diese Weise kann die Ausatmung allmählich auf natürliche Weise durchkommen.

Im zweiten Teil des Experiments konzentrieren Sie sich vollkommen auf die Atempause. Spüren Sie, ob Sie diese stören. Wenn Ihnen das auffällt, stellen Sie fest, ob Sie die Atempause verkürzen oder verlängern wollen: „Warte ich nicht so lange ab, bis der Atem wieder von selbst kommen will oder versuche ich die Atempause auszudehnen?" Probieren Sie sich zunehmend der Atempause zu überlassen. Denn die natürliche Dauer der Atempause ist unerläßlich für eine ausgeglichene Atmung.

Fühlen Sie im dritten Teil der Übung die Einatmung. Lassen Sie das Einatmen möglichst geschehen und machen Sie sich auch hier wieder bewußt, ob Sie in diesen Prozeß eingreifen: „Lasse ich den Atem einströmen oder helfe ich beim Einatmen mit?" Trifft letzteres zu, so fragen Sie sich, ob Sie die Einatmung eher drosseln oder künstlich verstärken. Vertrauen Sie sich nun immer mehr dem Rhythmus Ihrer Einatmung an, da Ihr Atem weiß, wann er sich wieder einstellen wird.

◇ Bei dieser Übung, die Sie wiederum in jeder beliebigen Position durchführen können, schaffen Sie eine Verbindung zwischen Ihrer Atmung und Ihrer Vorstellungskraft. Durch deren gezielten Einsatz lassen sich die wohltuenden Wirkungen der Zwerchfellatmung noch steigern.

Stellen Sie sich beim Einatmen vor, wie Sie all das hereinnehmen, was Sie sich wünschen und ersehnen. Sie können beispielsweise Ruhe, Ausgeglichenheit oder neue Lebenskraft einatmen. Umgekehrt malen Sie sich beim Ausatmen aus, wie Sie all das gehen lassen, was Sie behindert und blockiert. Das können körperliche Spannungen oder Gefühle wie Ärger, Unzufriedenheit oder Bedrücktheit sein.

◇ Mit diesem Experiment können Sie erkunden, in welcher Weise Gefühle Ihr Atemgeschehen beeinflussen. Beobachten Sie zunächst im Sitzen Ihren Atem. Machen Sie sich von ihm in bezug auf seine Tiefe, seine Geschwindigkeit und seine Gleichmäßigkeit ein möglichst detailliertes Bild. Führen Sie sich jetzt irgendeine Situation Ihres Lebens vor Augen, in welcher Sie sich traurig fühlten. Lassen Sie die entsprechenden Bilder deutlich vor sich auftauchen und nehmen Sie ohne Urteil wahr, wie sich Ihr Atem verändert ... Lassen Sie die Erinnerung verschwinden und Ihren Atem wieder zur Ruhe kommen ... Vergegenwärtigen Sie sich jetzt ein Erlebnis, bei dem Sie rundum glücklich waren. Wenn Sie es sich klar vorstellen können, achten Sie wiederum mit voller Aufmerksamkeit darauf, was mit Ihrer Atmung geschieht ... Lassen Sie die Situation verblassen, die Atmung zu Ihrem natürlichen Rhythmus zurückfinden und kommen Sie dann zurück ins Hier und Jetzt.

◇ Verbinden Sie beim Gehen Ihre Atmung mit Ihrer Bewegung. Atmen Sie je nach Leistungsfähigkeit zwei, drei oder vier Schritte aus, legen Sie eine kurze Atempause ein und atmen Sie nun auf zwei, drei oder vier Schritte ein. Überlassen Sie dabei dem Körper die Länge der Atempause, d. h. gestatten Sie dem Einatmen von selbst zu kommen.
Dieses Experiment können Sie gut beim Spazierengehen oder beim Joggen in der frischen Luft ausführen.

◇ Beziehen Sie die Zwerchfellatmung in Ihren Lebensalltag ein. Halten Sie im Verlaufe des Tages immer wieder einmal einen Augenblick inne, um sich Ihres Atems bewußt zu werden. Wie geht Ihre Atmung beim Aufräumen der Wohnung, bei der Arbeit, beim Einkaufen oder beim Essen zubereiten? ... Wenn Ihr Atem beispielsweise flach und unregelmäßig fließt und Sie sich verwirrt oder gehetzt fühlen, besitzen Sie mit der Zwerchfellatmung ein wunderbares Werkzeug, um sich auf Ihre Körpermitte zu konzentrieren und den ruhenden Pol in sich wiederzugewinnen.

3. Die Rebirthing-Methode als Beispiel für die Vollatmung

3.1. Die Definition des Begriffs „Vollatmung"

Unter „Vollatmung" versteht man das volle Ausschöpfen der Atmung: wir atmen möglichst tief ein und aus. Analytisch betrachtet, besteht die Vollatmung aus vier Elementen, die eine untrennbare Einheit bilden: der Zwerchfell-, der Flanken-, der Brust- und der Rückenatmung. Die Zwerchfellatmung wurde bereits ausführlich im vorangegangenen Kapitel besprochen. Bei der Flankenatmung kommt es zu einer Erweiterung der Seiten des Rumpfes. Die Brustatmung bewirkt vor allem eine Vergrößerung des Brustkorbs nach vorne, und die Rückenatmung führt zu einer Ausdehnung des ganzen Rückens.

Ermöglicht wird die Vollatmung durch die Tätigkeit der sog. Hilfsatemmuskulatur. Damit sind Muskeln gemeint, die imstande sind, die Rippen und das Brustbein anzuheben und so den Brustumfang nach allen Richtungen zu vergrößern. Zu diesen zählen u. a. die beiden großen Brustmuskeln, die sich über den ganzen Brustraum ziehen, die beiden seilförmigen Kopfwendemuskeln, die bei gedrehtem Kopf an der Halsseite gut zu sehen sind, und die Rückenstreckermuskulatur, die als langer, kräftiger Strang beidseitig entlang der Wirbelsäule liegt. Neben den Hilfsatemmuskeln gehört zu den Rippenhebern die bereits erwähnte Zwischenrippenmuskulatur.

Bei der Vollatmung bewegt sich also der gesamte Rumpf sowohl auf der Vorder- als auch auf der Rückseite. So wie beim Füllen eines Glases mit Flüssigkeit zunächst der Boden, dann der mittlere und zuletzt der obere Teil bedeckt werden, können wir uns die Vollatmung vorstellen: das Einatmen geht in einer kraftvollen und fließenden Bewegung von Bauchraum, unteren Flanken und unterem Rückenbereich hinauf in Brustraum, obere Flanken und oberen Rückenbereich. Im Unterschied dazu geschieht das Ausatmen allerdings nicht in umgekehrter Reihenfolge, sondern ist ein gleichmäßiges Zusammensinken aller beteiligten Körperregionen.

In diesem Zusammenhang muß auf die Brustatmung eingegangen werden, da sie immer noch von vielen Menschen irrigerweise als richtiges Atmen angesehen wird. Bei dieser Art der Atmung bläht sich der Brustkorb auf unter gleichzeitigem Hochziehen der Schultern, und der Bauch wird hineingedrückt.[18] Die Brustatmung ist falsch, weil durch sie der natürliche Atemfluß von unten nach oben durch den Rumpf verhindert wird. Durch reine Brustatmung wird die Tätigkeit des Zwerchfells vernachlässigt, und es beginnt zu erschlaffen. Zudem verkürzt sich durch die Verlagerung der Aufmerksamkeit auf den Brustraum die Muskulatur der Körperrückseite, wodurch die Atmung in den Rücken erheblich eingeschränkt wird.

Die Vollatmung spielt bei uns vor allem in der Atemtherapie (z. B. Ilse Middendorf, Carola Speads) und in der Körperpsychotherapie (z. B. Wilhelm Reich, Alexander Lowen) eine Rolle. In der Atemtherapie legt man bei der Anwendung der Vollatmung (ebenso wie das bei der Zwerchfellatmung der Fall ist) Wert auf die Nasenatmung und die Atempause nach dem Ausatmen. Demgegenüber wird die Vollatmung in der Körperpsychotherapie als Mundatmung und ununterbrochenes Atmen praktiziert. Dem letzteren Typ der Vollatmung ist die Rebirthing-Methode ähnlich, die in diesem Kapitel näher erläutert wird.

3.2. Die Beschreibung der Rebirthing-Methode

Dieser Abschnitt gibt einen Überblick über Rebirthing, an welchen sich im weiteren Verlauf des Kapitels eine Reihe von Übungen anschließen. Rebirthing ist eine eigenständige Methode innerhalb der Selbsterfahrung und Psychotherapie und wurde Anfang der siebziger Jahre in den USA von Leonard Orr entwickelt. Es arbeitet mit positivem Denken und vor allem mit einer sehr wirkungsvollen Atemtechnik.

Rebirthing bedeutet „Wiedergeburt" oder „wiedergeboren werden", und das in zweifacher Hinsicht: zum einen kann man mit Hilfe von Rebirthing bis zu den Ereignissen um die eigene Geburt herum gleichsam „zurückatmen" und so das Trauma der Geburt wiedererleben und damit auflösen. Das Geburtstrauma resultiert hauptsächlich daraus, daß die Nabelschnur unmittelbar nach der Geburt durchschnitten wurde. Auf diese Weise wurde das Neugeborene zum abrupten und tiefen Atmen gezwungen – ein extremer Schock für die zarten, nicht an kalte Luft gewöhnten Lungen des Babys. (Daneben kann auch eine Reihe von äußeren Umständen wie zum Beispiel zu grelles Licht, Kälte, Lärm u. a. zu einem traumatischen Erleben der Geburt führen.) [19]

Die zweite Bedeutung von Rebirthing als „Wiedergeburt" bezieht sich auf den Gefühlszustand nach einer Rebirthing-Sitzung. Fast immer fühlt man sich am Ende einer solchen Sitzung wie „neu geboren", vollkommen wach, weich, entspannt und im Einklang mit sich selbst. Man sieht sich selbst wie auch seine Umgebung in einem neuen, klaren Licht.

Diese zweite Bedeutung von Rebirthing spielt in der Praxis eine viel bedeutsamere Rolle, denn das Erleben des Geburtstraumas wird oft erst nach vielen Sitzungen und dann zumeist auch nur bruchstückweise zugelassen.

Leonard Orr, der Begründer der Methode des Rebirthings, „entdeckte" die machtvollen und heilenden Kräfte des Atmens durch eine Reihe von Selbstexperimenten. So verbrachte er zum Beispiel monatelang regelmäßig einen großen Teil seiner Zeit in der Badewanne und lernte sogar darin zu schlafen. Er bekam auf diese Weise – wie er sagt – Einsichten in seine frühe Kindheit und hatte schließlich pränatale und Geburtserlebnisse, als er mit Schnorchel unter Wasser zu atmen begann.

Zunächst nahm Orr an, daß das künstlich hergestellte Milieu unter Wasser das Wiedererleben von pränatalen und Geburtserlebnissen ermöglichte. Erst viel später kam er zu der Erkenntnis, „daß die wesentliche Bedingung, die zu diesem Wiedererleben führte, das ununterbrochene Atmen war, das sich einstellte, während sie (Orr und seine Mitarbeiter, W. W.) sich im Wasser entspannten."[20]

Deshalb wurde Rebirthing zu Anfang nur in einem großen Badezuber durchgeführt. Der Klient hatte beim Rebirthing das Gesicht unter Wasser und atmete mit Schnorchel und Nasenklammer, während er vom Rebirther gehalten wurde. Das warme Wasser entspricht den Lebensbedingungen des Fötus im Mutterleib und löst deshalb häufig Erlebnisse aus, die um die Geburt geschehen sind.

Solche tiefgehenden Erfahrungen führten bei vielen Klienten zu starken Ängsten und Widerständen. So ging man in der Folgezeit zum sanfteren und behutsameren sogenannten „Trockenrebirthing" über, welches mittlerweile die am häufigsten angewandte Art von Rebirthing ist.

Die Atemtechnik des Rebirthings ist einfach. Man liegt entspannt auf dem Rücken und atmet durch die Nase ein. Der Atem wird in der Vorstellung vom Bauch in den Brustraum hochgezogen, wobei sich Flanken und Rücken entfalten. Im Gegensatz zur Zwerchfellatmung liegt also die Betonung beim Rebirthing auf der Einatmung, da es hier darum geht, ein Maximum an neuer Lebensenergie in sich hineinzunehmen. Das Ausatmen erfolgt durch den leicht geöffneten Mund, indem man den Brustkorb fallen und das Zwerchfell sich entspannen läßt. Es ist vollständiges Loslassen, also weder verhalten noch forciert. Auch hierbei erkennen wir einen Unterschied zur Zwerchfellatmung: den Gebrauch der Mundatmung. Bei dieser können wir uns leichter gehen lassen und uns so einfacher von Spannungen oder emotionalem Druck befreien als bei der Nasenatmung.

Schließlich wird beim Rebirthing ein Atemzug mit dem

nächsten ohne Pause verbunden. Rebirthing ist tiefes, ununterbrochenes Atmen. Dieses Ineinander-Überfließen der einzelnen Atemzüge verhindert beim Übenden eine Kontrolle über den zunehmenden Energiefluß und läßt allmählich eine gleichmäßige, runde Atmung entstehen.

Ziel von Rebirthing ist die sog. Atembefreiung, d. h. das Auflösen oft seit der Geburt bestehender verhaltener Atemmuster und das Wiederfinden eines intuitiven Atemrhythmus, eines tiefen und entspannten Atems. Alle Einschränkungen und Blockierungen des Atems werden durch die Atembefreiung gelöst, und der Atem fließt wieder voll und frei – nicht mehr: „ich atme (willentlich)", sondern „der Atem atmet mich", es gibt nichts mehr zu tun. Diesen Zustand erlebt man als Gefühl vollkommener Entspannung und Harmonie, als Liebe, Freude, Schönheit und Stille zugleich, als Eins-Sein.

Von außen wahrnehmbar ist die Atembefreiung an der Verschiebung des Atemvorgangs vom Einatmen zum Ausatmen. Zu Beginn des Rebirthings liegt die Betonung auf der Einatmung, d. h., der Einatem wird hochgezogen und der Ausatem einfach fallen gelassen. Nach der Atembefreiung strömt der Atem mit höchster Leichtigkeit ein, während der Ausatem ganz lang und entspannt ist.

Rebirthing ist demnach ein intensiver Reinigungs- und Erneuerungsprozeß für Körper, Seele und Geist. In unserem Kontext stellt Rebirthing ein besonders anschauliches Beispiel dafür dar, welch inneren Reichtum volles, gelöstes Atmen zum Vorschein bringen kann. Daher wird an dieser Stelle ausführlich auf den Verlauf einer Rebirthing-Sitzung eingegangen.

Eine solche Sitzung dauert etwa zwei Stunden und

wird normalerweise in einem ruhigen, abgedunkelten Raum durchgeführt.

Zunächst findet eine Vorbereitung auf das Rebirthing statt. Diese kann darin bestehen, daß der Klient über momentane Schwierigkeiten spricht und dadurch ein wenig Abstand zu ihnen bekommt. Oftmals werden als „Einstieg" zum Rebirthing auch einige Körperübungen (Bioenergetik, Yoga, spezielle Atemübungen) benutzt, die das Ziel haben, das Energieniveau des Klienten anzuheben sowie spezifische, für das Rebirthing bedeutsame Körperpartien (vor allem Bauch, Brustkorb sowie Schulter- und Nackenbereich) zu lockern und zu „öffnen".

Vor bzw. insbesondere während der Sitzung werden dem Klienten einige Instruktionen gegeben, die ihn dabei unterstützen können, durch schwierige Phasen während des Atmens angenehmer hindurchzukommen und damit die Integration von unangenehmen Erfahrungen zu erleichtern:

I. Atmen Sie ganz tief und langsam und steigern Sie dabei die Atemtiefe allmählich. So können Sie auftauchende Empfindungen oder Gefühle bewußter wahrnehmen.

II. Totale Entspannung ist der Schlüssel zum Rebirthing. Überprüfen Sie vor Beginn der Sitzung, ob Sie wirklich in einer ganz bequemen Position auf dem Rücken liegen. Achten Sie darauf, daß Ihre Beine nicht überkreuzt sind und Ihre Arme entspannt neben dem Körper ruhen. Wenn Sie einen stark verspannten Nakken haben, ist es sinnvoll, auf einem Kopfkissen zu liegen. Fühlen Sie sich durch bestimmte Kleidungsstücke beengt (z. B. Gürtel, zugeknöpftes Hemd, enger Büstenhalter), dann schaffen Sie Abhilfe, so daß Ihre Atmung voll und frei fließen kann.

Bleiben Sie möglichst während der ganzen Sitzung in dieser Position. Es ist empfehlenswert, daß Sie sich während des Rebirthings nicht bewegen, nicht gähnen, nicht reden und aufkommende Gefühle nicht ausagieren. Da durch das tiefe Atmen ständig Energie aufgebaut und in Bewegung gebracht wird, bedeutet jede Form der Körperbewegung ein „Wegmachen" von Energie, ein Vermeiden hinzuschauen, was im Augenblick mit Ihnen geschieht. Wenn Sie z. B. den Wunsch haben, sich zu bewegen, dann nehmen Sie anstelle dessen einfach nur wahr, wie es sich anfühlt, das tun zu wollen. Wenn Gefühle wie Traurigkeit oder Wut hochkommen, dann fangen Sie nicht an, darüber zu reden, sondern spüren Sie nach, wie Sie diese Gefühle in Ihrem Körper erleben.

III. Lenken Sie Ihre gesamte Aufmerksamkeit auf Ihren Atem, was auch immer während des Rebirthings geschieht. Der Atem ist Ihr „roter Faden" oder Ihr „Anker". Nehmen Sie auftauchende Bilder, Gedanken, Gefühle oder Körperempfindungen wahr und entspannen Sie sich in diese hinein.

IV. Rebirthing bedeutet reine Freude und Vergnügen. Wenn Ihr Rebirthing unangenehm und schmerzhaft ist, dann setzt sich Ihr Verstand gegen diese Tatsache zur Wehr.

Erlauben Sie sich mehr und mehr, alle Erlebnisse Ihrer Rebirthing-Sitzung, insbesondere Verspannungen, Schmerzen und Gefühle wie Ärger, Hilflosigkeit, mit Freude anzunehmen. Schenken Sie diesen Erscheinungen Ihre ganze liebevolle Zuwendung. Heißen Sie sie

dankbar willkommen, und fangen Sie an, sie zu genießen.

Auch wenn Ihr Verstand dagegen „Sturm läuft", so ist
doch alles, was Ihnen in der Sitzung widerfährt, genau
das, was Sie im Moment für Ihr Wachstum brauchen.
Stellen Sie sich deshalb ein riesiges „JA" vor Ihrem geistigen Auge vor und begrüßen Sie jede Erfahrung in
Ihrem Rebirthing mit diesem „JA" oder atmen Sie dieses „JA" einfach fortwährend aus.

V. Wenn Ihr Atem in der Rebirthing-Sitzung ganz
leicht oder sogar wie von selbst fließt, können Sie alle
aufgeführten Instruktionen vergessen. Dann nämlich
werden Sie von Ihrem Atem geführt, wodurch alle Erlebnisse – was auch immer Sie gerade tun oder nicht
tun – in vollkommene Freude und vollkommenen Ge-
nuß umgewandelt werden.

Durch das tiefe, verbundene Rebirthing-Atmen steigt
das Energieniveau des Klienten gewöhnlich recht
schnell, und dieser gleitet allmählich in einen anderen
Bewußtseinszustand hinein (wobei er allerdings zugleich mit seinem Wachbewußtsein stets im Hier und
Jetzt ist und daher den Prozeß jederzeit verlangsamen
oder unterbrechen kann). Alle Erlebnisse – ob körperlicher, seelischer oder geistiger Art – werden nun zunehmend intensiver.

In der Mitte oder erst gegen Ende der Sitzung – je
nachdem, wieviel Vertrauen der Klient mitbringt –
kommt es zu einer mehr oder weniger starken Freiset-
zung von Energie, die sich im Auflösen von körperlichen Verspannungen oder Schmerzen, im Durchleben
von verdrängten Emotionen oder im Loslassen von alten Gedankenmustern ausdrücken kann.

Ganz am Ende der Sitzung tritt dann eine manchmal dramatische Entspannung von Körper, Seele und Geist ein. Alle durch die Sitzung aktivierten Energien sind mehr oder weniger integriert worden, d. h., die Energie fließt jetzt frei(er) durch den Körper des Klienten, und dieser erlebt (vollkommene) Ruhe und Harmonie.

Was genau während einer Rebirthing-Sitzung geschieht, ist im wesentlichen abhängig von der Bereitschaft des Klienten sich zu öffnen, von seiner Stimmung und von seiner körperlichen Befindlichkeit. Dadurch wird jede Sitzung einzigartig und voller Überraschungen.

Es können körperliche Erscheinungen auftreten wie starkes Kribbeln, Verkrampfungen, Beschwerden oder auch ein Gefühl von Leichtigkeit und Weichheit, der Körper kann sich kalt oder auch ganz warm anfühlen. Emotionen wie Traurigkeit, Freude, Wut, Liebe oder Gelassenheit können sich zeigen, manchmal zusammen mit oft lange unterdrückten unangenehmen wie auch angenehmen Erfahrungen. Unbekannte Gedanken und Bilder können auftauchen, die völlig neue Einsichten und Erkenntnisse zur Folge haben können.

Nach einer Rebirthing-Sitzung kann es vorkommen, daß der Klient noch ein starkes Kribbeln in verschiedenen Körperpartien verspürt, in verstärktem Maße für sich und seine Umgebung sensibel ist und sich dadurch ein wenig verwirrt fühlt. Das ist vollkommen normal und lediglich ein deutliches Zeichen dafür, daß gewaltige Energieströme in Bewegung gebracht wurden und diese nun allmählich freigesetzt werden.

Daher wird dem Klienten auch nach einer Sitzung empfohlen, sich genug Zeit zum Ausruhen und zum Wieder-Zurückfinden in seine Alltagsrealität zu nehmen. Günstig ist es, wenn er die nächsten Stunden möglichst alleine mit sich verbringen kann, z. B. indem er spazierengeht, meditiert oder ein warmes Bad nimmt. Um die Intensität einer Rebirthing-Erfahrung möglichst wenig zu beeinträchtigen, findet in der Regel nur ein kurzes, manchmal sogar überhaupt kein Gespräch nach einer Sitzung statt. Sind allerdings nach Abschluß einer Sitzung noch starke Gefühle oder ungewohnte körperliche Empfindungen vorhanden, so werden diese mit Hilfe anderer Selbsterfahrungsmethoden (z. B. Gestalt, bioenergetische Körperarbeit, Gespräch) bearbeitet und integriert.

Exkurs: Die Hyperventilation

Bevor die Übungen zur Rebirthing-Atmung vorgestellt werden, müssen wir noch das Phänomen der Hyperventilation besprechen. „Hyperventilation" heißt wörtlich „Überatmung" und meint einen Zustand, der durch eine verstärkte Abatmung von Kohlendioxyd gekennzeichnet ist. Dadurch kommt es zu einer Verschiebung des Gleichgewichts von Säuren und Basen im Blut (des Blut-ph-Wertes) zur basischen Seite hin. Man spricht von einer Alkalose. Diese Situation kennen Sie vermutlich, wenn Sie einmal versucht haben, einen großen Luftballon schnell aufzublasen und Ihnen plötzlich etwas schwindelig wurde. Wenn die Hyperventilation länger beibehalten wird, können Verkrampfungen auftreten, die auf einen nun bestehenden Mangel an freiem Kalzium im Blut zurückzuführen sind. Diese Krampfzustände bezeichnet man als Hyperventilationstetanie.[21]
Die Hyperventilation bemerken Sie an den bereits ge-

nannten Schwindelgefühlen oder an starkem Kribbeln bzw. leichten Spannungen, zumeist in Händen, Füßen oder Mundbereich. In der Rebirthing-Methode wird sie als eine Folge nicht gelösten Ausatmens angesehen, durch welches ein Abfließen der durch das tiefe Atmen in Bewegung gebrachten Energie behindert wird: es entstehen Spannungen. Sobald Sie Ihr Ausatmen mehr loslassen können, verringern sich allmählich die Symptome der Hyperventilation.

Was können Sie tun, wenn Sie bei den Atemübungen dieses Kapitels Hyperventilationserscheinungen bemerken? Zunächst hilft Ihnen das Wissen, daß diese vorübergehenden Erscheinungen völlig harmlos und ungefährlich sind. Des weiteren können sie Ihren Atem ruhiger und weicher werden lassen. Kommen Sie zu einer leichten Zwerchfellatmung zurück und nehmen Sie einfach wahr, was in Ihrem Körper geschieht. Stellen Sie sich vor, wie Sie mit jedem Ausatmen die festgehaltene Energie in den angespannten Körperpartien in Bewegung bringen. Falls dies nicht die erwünschten Wirkungen zeigt, stehen Sie auf und bewegen sich: Gehen Sie schnell durch den Raum, springen Sie mehrmals auf und nieder oder stoßen Sie Ihre Arme energisch nach vorne oder zur Seite. Das wird Ihnen mit Sicherheit helfen. Sollten jedoch später erneut Schwindel oder Spannungen auftauchen, dann beenden Sie Ihre Übungen für diesmal. Achten Sie beim nächsten Mal insbesondere darauf, das Ausatmen völlig zu entspannen und etwas flacher zu atmen.

3.3. Vorbereitungsübungen zur Rebirthing-Atmung

Die Übungen dieses Abschnitts dienen der Öffnung und Belebung von Brustraum, Flanken und Rückenbereich, wodurch die tiefe und ununterbrochene Rebirthing-Atmung erleichtert wird. Nehmen Sie sich nach jeder Übung ausreichend Zeit, um tief durchzuatmen und körperliche oder stimmungsmäßige Veränderungen zu empfinden.

3.3.1. Yoga-Übungen

Bei der Ausführung der Yoga-Übungen sollten Sie beachten, daß Sie langsam und nur so weit in die jeweilige Position hineingehen, wie es sich für Sie noch angenehm anfühlt. Überfordern Sie sich diesbezüglich nicht. Sie brauchen aus den Übungen kein Streßprogramm zu machen. Freuen Sie sich lieber über die sanfte und behutsame Dehnung Ihrer Muskulatur. Verharren Sie anfangs immer nur einige Sekunden in einer Haltung, später können Sie dann die Übungsdauer schrittweise verlängern. Benutzen Sie während des gesamten Übungsablaufes die Zwerchfellatmung. Nehmen Sie wahr, in welchen Körperpartien sich Spannungen befinden, und stellen Sie sich vor, wie Sie diese Spannungen mit jedem Ausatmen ein wenig loslassen. Darüber hinaus können Sie sich auch mit Hilfe des Ausatmens mehr und mehr in eine bestimmte Yoga-Stellung hineinsinken lassen. Kommen Sie ganz allmählich wieder aus jeder Übung heraus.

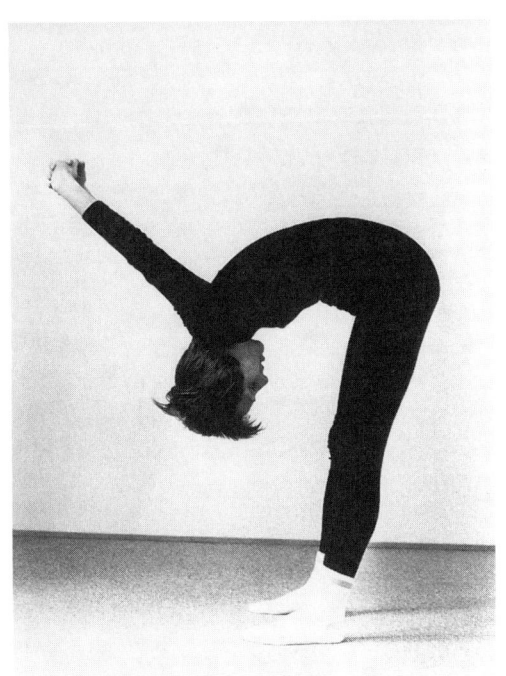

4

5

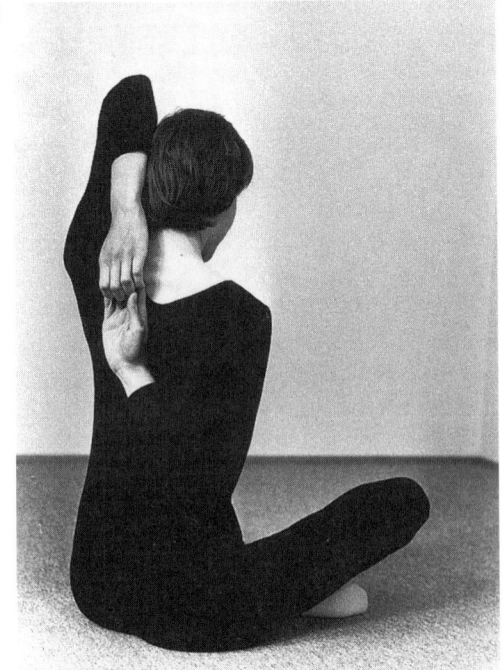

◇ Stehen Sie aufrecht mit leicht gespreizten Beinen und durchgedrückten Knien (Abb. 4). Bringen Sie Ihre gestreckten Arme nach hinten und falten Sie Ihre Hände. Beugen Sie jetzt langsam den Oberkörper nach vorne und führen Sie dabei die gestreckten Arme mit. Versuchen Sie, die Arme möglichst weit nach oben zu bewegen und die Spannung etwas zu halten. Dabei sollten Kopf und Nacken locker und die Knie gestreckt bleiben. Richten Sie sich wieder auf und spüren Sie die Erweiterung in Ihrem Brustraum.

◇ Sitzen Sie aufrecht im Schneidersitz (Abb. 5). Legen Sie Ihre rechte Hand auf den Rücken, wobei die Handfläche nach außen zeigt. Schieben Sie diese ein wenig am Rücken hoch, etwa bis zwischen die Schulterblätter. Strecken Sie den linken Arm nach oben, die Handfläche auf Sie gerichtet, und führen Sie ihn nach hinten, indem Sie im Ellenbogen beugen. Probieren Sie nun, beide Hände so weit anzunähern, daß eine Verbindung entsteht. Versuchen Sie, wenn möglich, die Finger beider Hände ineinander zu verhaken. Nehmen Sie andernfalls ein Handtuch oder Taschentuch, mit dem Sie eine Überbrückung zwischen beiden Händen herstellen können. Wiederholen Sie die Übung mit entgegengesetzter Armstellung. Mit dieser Übung führen Sie vor allem eine Dehnung des oberen Brustraums herbei.

◇ Nehmen Sie die entspannte Rückenlage ein. Bringen Sie Ihre angezogenen Beine Richtung Brust und umschließen Sie sie mit den Armen. Drücken Sie nun die Beine gegen den Brustkorb und halten Sie diesen Druck eine Weile. Vergessen Sie nicht, in dieser Position ruhig und gleichmäßig durch die Nase zu atmen. Erleben Sie die vermehrte Ausdehnung Ihres Brustraums nach Abschluß der Übung.

◇ Die nächste Übung hilft Ihnen ebenfalls, mehr Raum in Ihrem Brustkorb zu schaffen. Stellen Sie sich aufrecht hin und heben Sie Ihre gebeugten Ellenbogen so in Schulterhöhe, daß sich die Fingerkuppen berühren und die beiden Unterarme eine horizontale Linie bilden. Pressen Sie jetzt die Schulterblätter fest zusammen, indem Sie die Ellenbogen nach hinten bewegen. Stellen Sie sich vor, Sie drücken die Schulterblätter gegen die Wirbelsäule.

◇ Spreizen Sie im Stehen Ihre Beine weit auseinander. Strecken Sie den rechten Arm nach oben und legen Sie die linke Hand auf die Außenseite des Oberschenkels. Führen Sie den gestreckten rechten Arm langsam zur linken Seite, wobei Sie den Oberkörper mit in die Bewegung

6

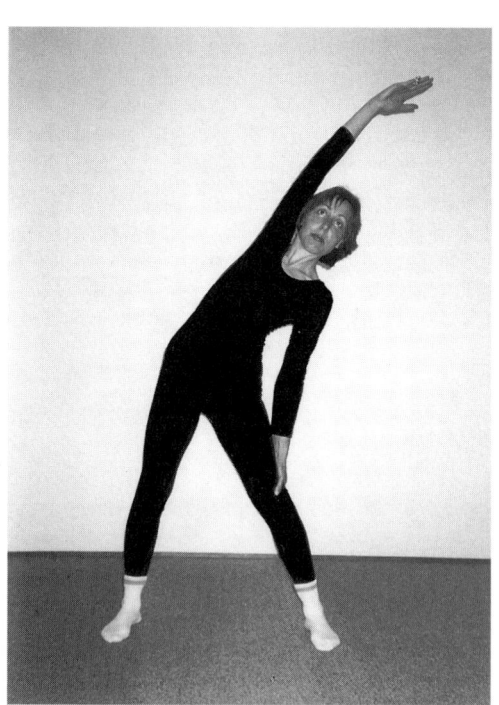

einbeziehen. Gleiten Sie zugleich mit der linken Hand abwärts und stützen Sie sich etwa in Kniehöhe ab. Verhindern Sie dabei ein Abknicken des Rumpfes nach vorne. Richten Sie die ganze Aufmerksamkeit auf die Dehnung der rechten Flanke und atmen Sie dort hinein. Kommen Sie aus der Stellung heraus, nehmen Sie einen tiefen Atemzug und fühlen Sie die Beweglichkeit und Weite in Ihrer rechten Flanke. Wiederholen Sie den Ablauf zur anderen Seite.

◇ Legen Sie sich auf Ihre rechte Seite und ziehen Sie beide Beine an. Strecken Sie jetzt gleichzeitig linkes Bein und linken Arm. Verharren Sie in dieser Stellung einen Moment lang. Führen Sie dann die Übung auf der linken Seite aus.

◇ Bleiben Sie auf der linken Seite liegen, diesmal mit ausgestreckten Beinen. Richten Sie sich etwas auf und stützen Sie sich mit dem linken Unterarm ab. Der rechte Arm ruht entspannt auf dem rechten Bein. Drücken Sie

7
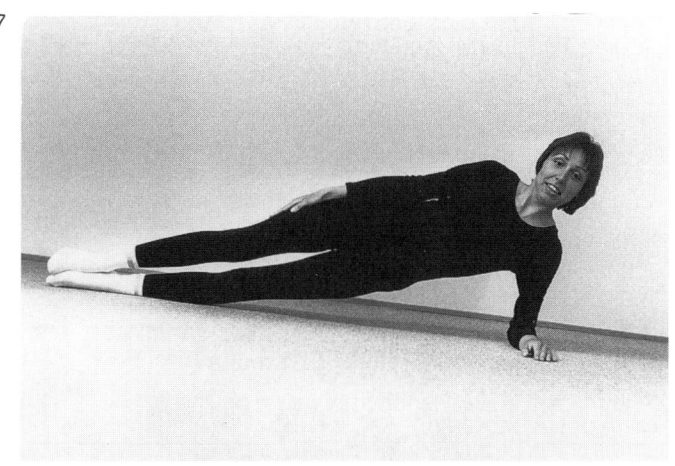

nun mit der Kraft des Beckens den Körper vom Boden ab, so daß außer dem linken Unterarm nur noch der linke Fuß aufliegt. Lassen Sie Kopf und Nacken dabei möglichst locker. Halten Sie die Spannung für einige Momente. Kommen Sie zurück und wechseln Sie zur anderen Seite.

◇ Sitzen Sie aufrecht im Schneidersitz und legen Sie die Handflächen vor Ihrer Brust aneinander. Heben Sie so die Arme langsam über den Kopf und folgen Sie dabei den Fingern mit den Augen. Dehnen Sie sich ganz nach oben aus. Stellen Sie sich vor, Sie wollen mit den Fingerspitzen zur Decke des Raumes gelangen. Verweilen Sie in dieser Position einen Augenblick und atmen Sie gleichmäßig weiter. Lassen Sie die Arme wieder sinken, nehmen Sie einen kräftigen Atemzug und spüren Sie in Ihren Rücken hinein.
Diese Übung bewirkt eine Stärkung der Wirbelsäule und eine Dehnung der Rückenmuskulatur, was einen volleren und freieren Atemfluß ermöglicht.

◇ Stehen Sie mit geschlossenen Füßen, die Knie sind durchgedrückt (Abb. 8). Strecken Sie die Arme über den Kopf und beugen Sie sich nun mit dem Rumpf nach vorne. Lassen Sie zuerst den Kopf vornüber sinken und rollen Sie dann Wirbel für Wirbel ab. Kommen Sie mit den Fingerspitzen Richtung Boden und umfassen Sie schließlich mit den Händen so tief wie möglich die Unterschenkel. Versuchen Sie auf diese Weise ganz vorsichtig, die Stirn näher an die Knie heranzuziehen. Achten Sie darauf, daß die Beine gestreckt bleiben. Richten Sie sich ganz allmählich wieder auf.

◇ Knien Sie auf allen vieren. Drücken Sie Ihren Rücken nach oben und lassen Sie zugleich den Kopf nach unten fallen. Stellen Sie sich vor, Sie sind eine Katze und machen einen schönen Katzenbuckel (Abb. 9a). Bleiben Sie in dieser Haltung einige Sekunden. Gehen Sie nun ins

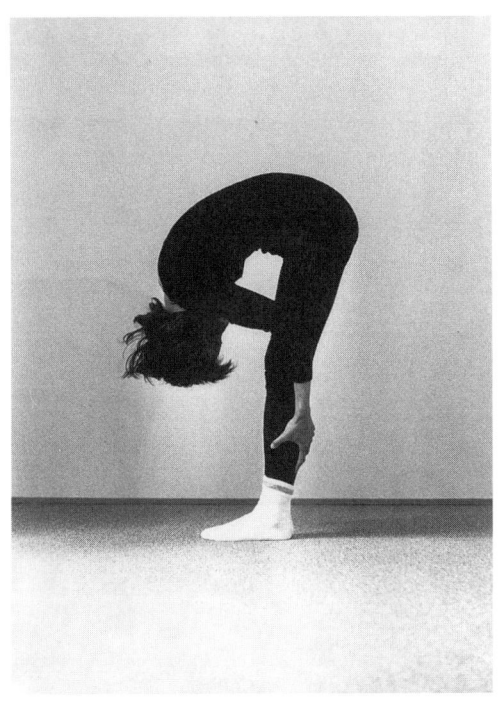

8

Hohlkreuz und bringen Sie gleichzeitig Kopf und Gesäß nach oben (Abb. 9b). Fühlen Sie sich in dieser Position in den Körper einer Kuh ein. Wechseln Sie mehrmals zwischen „Katzen"- und „Kuh"-Stellung.
Durch diese Übung wird Ihr Rücken beweglicher und Ihre Wirbelsäule elastischer.

◇ Eine der wirkungsvollsten Übungen zur Kräftigung und Entspannung des Rückens ist die bekannte Hatha-Yoga-Stellung: „Der Pflug" (Abb. 10). Legen Sie sich dazu auf den Rücken, die Beine sind aufgestellt, und führen Sie diese langsam nach oben. Stützen Sie sich mit den Händen ab und heben Sie nun noch Gesäß und unteren Rücken hoch. Bringen Sie – wenn möglich – die Beine so weit nach hinten, daß Sie den Boden erreichen. Lassen Sie die Knie gestreckt. Halten Sie diese Position einen Augen-

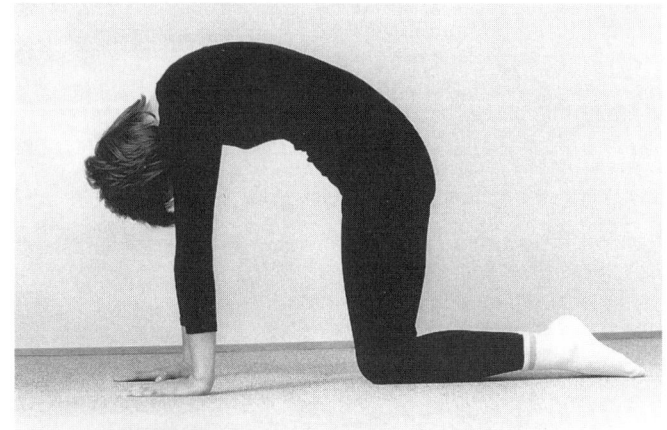

9a

9b

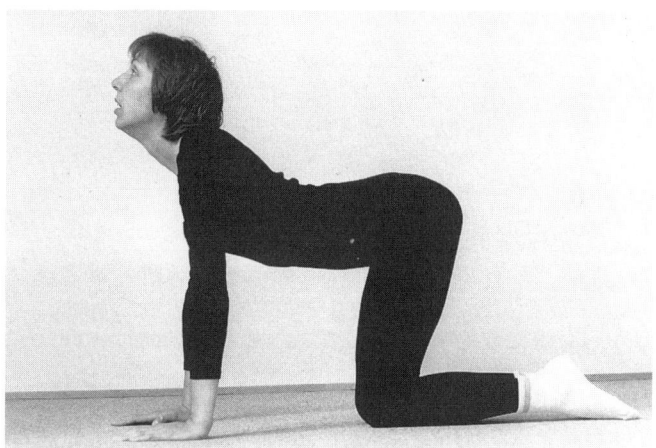

10

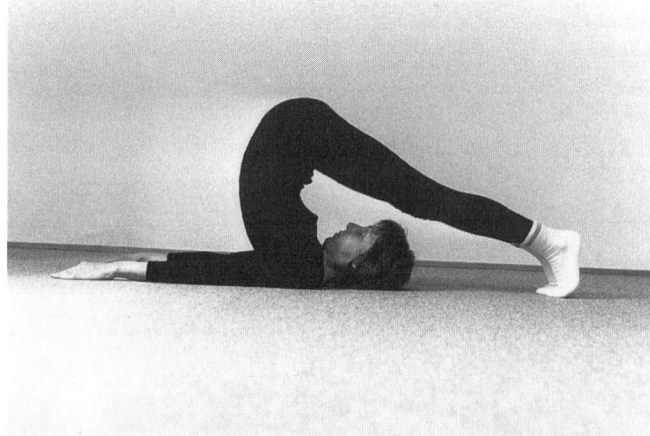

blick und nehmen Sie die Streckung Ihrer Wirbelsäule wahr. Wenn Sie aus der Übung herausgehen, achten Sie vor allem darauf, beim Zurückkommen der Beine auf die Erde Ihren Kopf nicht hochzuheben.

3.3.2. Massageübungen

Die folgenden Übungen zur Selbstmassage wirken am intensivsten, wenn Sie diese mit freiem Oberkörper durchführen.

◇ Bei dieser Übung heben Sie die Haut und das darunterliegende Gewebe in Brustraum, Flanken und Rücken hoch, sie erzeugen sozusagen Hautfalten. So wie Sie sich eines Gürtels oder eines Büstenhalters entledigen, um sich freier zu fühlen, schaffen Sie durch die Faltung der Haut mehr Raum zum Atmen. Dabei arbeiten Sie vorsichtig mit allen Fingern, so daß keine Schmerzen auftreten. Ziehen Sie die Hautfalten an der Vorderseite nach vorne, an den Flanken zur Seite und am Rücken nach hinten. Beginnen Sie an der Brust, und zwar von innen nach außen. Setzen Sie an den untersten Rippen an und heben Sie jeweils eine kleine Hautfalte ab. Halten Sie diese einige Augenblicke und lassen Sie wieder los. Legen Sie dann eine kleine Pause zum Nachspüren ein. So können Sie systematisch die gesamte Vorderseite des Brustkorbs bis hoch zum Schlüsselbein durcharbeiten, wobei Sie den Brustdrüsenbereich aussparen. – Kommen Sie jetzt zu den Flanken und wenden Sie die beschriebene Technik vom Gewebe oberhalb der Beckenschaufel bis zu dem unterhalb der Achsel an. Lassen Sie den Bereich unmittelbar unter der Achsel aus, da dieser recht schmerzempfindlich ist. Lockern Sie die Flanken nacheinander.
Am Rücken können Sie die Hautfalten auf die gleiche Art

und Weise abheben. Hier erfolgt die Entspannung des Gewebes vom oberen Beckenrand bis hoch zu den Schultern, wobei Sie jeweils von der Wirbelsäule nach außen wandern. Für die Arbeit am Rücken benötigen Sie zumindest teilweise einen Helfer, da für Sie selbst nur die untere und oberste Rückenpartie ohne große Mühe erreichbar ist. Am günstigsten ist es, wenn Ihnen bei der gesamten Rückenarbeit ein Partner behilflich ist.

◇ Eine andere Möglichkeit der Massage ist das Klopfen. Durch Klopfen entkrampfen Sie Gewebe und Muskulatur und setzen damit einen deutlichen Impuls zur Vertiefung der Atmung.
Den kräftigsten Anreiz in dieser Hinsicht erzielen Sie mit dem Beklopfen des Brustbeins. Dies ist eine großartige Unterstützung, wenn Sie sich einmal müde und energielos fühlen. Nehmen Sie hierzu einen tiefen Atemzug, halten Sie den Atem an und klopfen Sie währenddessen mit geschlossener Faust zwei- oder dreimal das Brustbein auf und ab. Lassen Sie dann das Ausatmen geschehen und nehmen Sie Ihren Atem wahr.
Beklopfen Sie nun – diesmal sanft mit den Fingerkuppen – nacheinander die beiden Hälften der Brust und die Flanken von unten nach oben. Der Atem geht dabei ganz gleichmäßig. Umgehen Sie auch hier den Bereich der Brustdrüsen und das Gebiet unterhalb der Achsel. Achten Sie darauf, daß Sie bei dieser Klopfmassage nicht nur einen Punkt, sondern immer eine größere Fläche bearbeiten. Machen Sie danach jeweils eine kurze Pause, damit Sie Veränderungen Ihres Atems erspüren können.
Die Rückenpartie beklopfen Sie, so weit Ihnen das möglich ist. Wenn Sie ein wenig gelenkig sind, werden Sie wahrscheinlich die meisten Stellen Ihres Rückens erreichen. Teilen Sie diesen in zwei Hälften ein und fangen Sie mit einer Hälfte unten an. Im oberen Rückenbereich können Sie energisch mit den Fingerspitzen klopfen, im unteren sollten Sie behutsamer vorgehen, weil sich dort die

Nieren befinden. Ein sehr schönes Erlebnis kann die Rükkenklopfmassage sein, wenn Sie sich diese von einem Partner geben lassen. Dazu lassen Sie im Stehen den Oberkörper locker vornüber fallen und entspannen dabei vor allem Schultern, Nacken und Kopf. Ihr Freund beginnt dann, Ihren Rücken zu beklopfen, wobei Sie bewußt atmen und – wenn Sie Lust dazu haben – genüßlich Laute von sich geben können.

◇ Eine weitere Übung besteht darin, Druck mit den Fingerspitzen auszuüben. Die Anwendung von Druck stellt die wirksamste Möglichkeit zur Stimulierung des Atems dar. Dadurch, daß Sie mit den Fingern auf den Brustkorb drücken, wird dieser zwar zunächst eingeengt, gewinnt jedoch nach dem Lösen des Drucks nicht nur seine alte Form zurück, sondern dehnt sich erheblich aus. Wir gehen sozusagen in ein Extrem, die Enge, und gelangen auf diese Weise sogleich zum anderen Extrem, der Weite. Aufgrund der hohen Effektivität des Druckexperiments sollten Sie möglichst nur mit einem Finger, am besten mit dem Daumen, Druck geben und nur einen Teil des Rumpfes (Brustraum, Flanken oder Rücken) auf einmal in dieser Weise aktivieren.
Sie drücken jeweils mit dem Ausatmen, also in der Phase, in welcher sich der Oberkörper ohnehin zusammenzieht. Mit dem Einatmen nehmen Sie den Druck langsam wieder weg und lassen sich dann einen Moment Zeit, um die Ausdehnung Ihres Atems in dem betreffenden Körperbereich zu erleben. Im allgemeinen können Sie einen kräftigen Druck ausüben, jedoch sollte er nicht schmerzhaft sein. Auf den Rippen sollten Sie etwas sanfter arbeiten. Achten Sie außerdem darauf, nicht auf die Brustdrüsen, die Wirbelsäule und den Bereich unter der Achsel zu drücken.
Beim Gebrauch des Drucks wandern Sie stets von unten nach oben und von innen nach außen. In dieser Weise können Sie das Brustbein, die Rippen, den Bereich zwi-

schen den Rippen, die Flanken und den Rücken bearbeiten (bei letzterem ist wiederum die Zuhilfenahme eines Partners sinnvoll).

◇ Der Einsatz von Druck ist nicht nur punktuell, sondern auch in Form von bestimmten Massagestrichen möglich. Einige solcher Massagestriche, die Sie gut an sich selbst vornehmen können, sollen hier in Kürze erläutert werden:

a) Setzen Sie Ihre linke Hand am unteren Ende des Brustbeins an. Schieben Sie diese mit langsamem und kraftvollem Druck nach oben und unterhalb des Schlüsselbeins entlang bis zur rechten Schulter. Stellen Sie sich vor, wie Sie das Körpergewebe hoch- und dann zur Seite bringen. Wiederholen Sie dies mit der rechten Hand zur linken Seite hin.
b) Massieren Sie die Muskulatur zwischen Ihren Rippen. Benutzen Sie Ihren rechten Zeige- oder Mittelfinger und bewegen Sie diesen mit leichtem Druck auf der linken Hälfte des Brustraums von innen nach außen. Bearbeiten Sie auf diese Weise alle Zwischenrippenbereiche an der Vorderseite des Brustkorbs von unten nach oben unter Umgehung des Gebiets um die Brustdrüse herum. Wechseln Sie dann zur rechten Hälfte des Brustraums und beginnen Sie mit dem linken Zeige- oder Mittelfinger.
c) Legen Sie beide Hände übereinander an der linken Flanke oberhalb des Beckenkamms ab und führen Sie diese mit einer kräftigen Streichbewegung hoch bis unterhalb des Achselgebiets. Wiederholen Sie diesen Massagestrich an der rechten Flanke.

3.3.3. Bewußtheitsübungen

◇ Sie befinden sich in Rückenlage, Ihre rechte Hand ruht auf dem Bauch und die linke auf der Brust. Atmen Sie langsam tief ein und spüren Sie, wie der Atem zunächst die Bauchdecke und daraufhin die Brust hebt. Lassen Sie beim Ausatmen Brustkorb und Bauch sich senken.

◇ Legen Sie Ihre Hände in die oberen Flankenbereiche, also unterhalb des Achselgebietes, wobei Sie Ihre Arme überkreuzen. Achten Sie diesmal darauf, wie sich beim kraftvollen Einatmen die Flanken weiten und beim Ausatmen wieder zusammenziehen.

◇ Knien Sie sich nieder und bringen Sie dann Ihre Stirn auf den Boden, evtl. stützen Sie Ihren Kopf mit einem Kissen ab. Setzen Sie jetzt die rechte Hand auf die Mitte des unteren Rückenbereichs und die linke, von oben kommend, zwischen die Schulterblätter. Atmen Sie in den Rücken hinein und fühlen Sie, wie sich dieser im Rhythmus Ihrer Atembewegung wölbt und abflacht.

3.4. Die Bedeutung der Rebirthing-Atmung und einige Experimente mit ihr

Zunächst wird die Rebirthing-Atmung psychotherapeutisch genutzt, um Atemblockierungen zu beseitigen und unbewußte Phantasien, Gefühle oder Körperempfindungen aufzuarbeiten (vgl. dazu Kap. 3.2.). Wichtiger in unserem Kontext ist allerdings ihre Bedeutung für den Alltag. Dort stellt sie ein hochwirksames Hilfsmittel dar, mit welchem Sie in kurzer Zeit Müdigkeit und schlechte Laune abbauen sowie neue Lebendigkeit und Lebenslust gewinnen können. Durch die Anwendung der Rebirthing-Atmung zapfen Sie gleichsam eine gewaltige Lebensquelle an, die unaufhörlich sprudelt. Da diese Quelle jederzeit zu Ihrer freien Verfügung steht, liegt es ganz allein an Ihnen, wie Sie von ihr Gebrauch machen.

Die nachfolgenden Experimente geben Ihnen einige Anregungen, wie Sie die Rebirthing-Atmung sinnvoll und nutzbringend einsetzen können:

◇ Beginnen Sie im Sitzen oder Liegen mit zehn Rebirthing-Atemzügen. Atmen Sie tief, langsam und kraftvoll durch die Nase ein, wobei Sie sich vorstellen, daß Sie die Luft vom Bauch her hoch in den Brustraum bringen. Nehmen Sie dabei auch die Ausweitung in Flanken und Rükken wahr. Entspannen Sie beim Einatmen so gut wie möglich den Körper, insbesondere Becken, Bauch, Schulter-Nacken-Bereich und Gesicht. Dann atmen Sie ganz locker durch den Mund aus, indem Sie Brustkorb und Bauch sinken lassen. Zugleich erlauben Sie Flanken und Rückenraum sich zu verengen. Achten Sie darauf, das Ausatmen nicht zu kontrollieren, also dabei weder zu stocken noch zu pressen. Lassen Sie es einfach von selbst geschehen. Verbinden Sie Ein- und Ausatmen sowie einen Atemzug mit dem nächsten ohne Unterbrechung.

◇ Eine hilfreiche Vorstellung bei der Rebirthing-Atmung ist das Bild einer Welle. Stellen Sie sich vor, Sie liegen am warmen Sandstrand und blicken auf eine herrliche Meeresküste. In einem kontinuierlichen Fluß rollt eine Welle nach der anderen an, wächst und fällt schließlich an ihrem höchsten Punkt wieder in sich zusammen. Entsprechend der Wellenbewegung fließt der Atem. Mit jedem Ankommen und Ansteigen einer Welle atmen Sie ein, mit jedem Überschlagen und Abflachen atmen Sie aus. Passen Sie Ihren Atem diesem gleichmäßigen Rhythmus der Wellen an und atmen Sie in dieser Weise zehn Rebirthing-Atemzüge.

◇ In ähnlicher Weise können Sie das Visualisieren eines Kreises benutzen. Beim Einatmen ziehen Sie vor Ihrem geistigen Auge einen Halbkreis und beim Ausatmen vervollständigen Sie diesen zu einem ganzen Kreis. Der Atem beginnt sich allmählich an dieser Vorstellung zu orientieren und wird zunehmend rund.

◇ Nun eine etwas intensivere Übung. Atmen Sie etwa eine halbe Minute tief und langsam durch die Nase ein. Ändern Sie jetzt abrupt Ihren Atemrhythmus und fangen Sie an zu hecheln, d. h. kurz und schnell zu atmen. Nach einigen Sekunden beginnen Sie erneut mit tiefer, langsamer Atmung für eine halbe Minute.
Diese Übung kann Ihnen helfen, entspannter auszuatmen. Durch das Einsetzen von zwei ganz unterschiedlichen Atemrhythmen wird der Verstand ein wenig durcheinandergebracht, und deshalb kann das Loslassen beim Ausatmen leichterfallen.
Das gelöste Ausatmen ist der Schlüssel bei der Rebirthing-Atmung. Je mehr Sie dazu imstande sind, um so müheloser wird das Einatmen: es erwächst eine sanfte und fließende Atmung.

◇ Kommen wir zu einem anderen einfachen Experiment, das zu einem längeren und entspannteren Ausatmen führen kann. Nehmen Sie vier langsame Rebirthing-Atemzüge und anschließend einen besonders tiefen. Atmen Sie zwei Minuten lang in diesem „Vier-Eins-Rhythmus".

◇ Bei dieser Übung finden Sie mit Hilfe einer kleinen Körperbewegung zu einem vollen und freien Atemfluß. Sie befinden sich in Rückenlage, die Beine sind aufgestellt. Atmen Sie weich und betont durch den geöffneten Mund aus und lassen Sie dabei Ihr leicht angehobenes Becken auf den Boden fallen. Dann atmen Sie ohne Unterbrechung ein, indem Sie das Becken erneut etwas anheben und sich vorstellen, wie der Einatem über Becken, Bauch, Brustkorb und Hals bis hoch zur Stirn fließt, um danach wieder in der oben beschriebenen Weise auszuatmen. Machen Sie diese Übung ungefähr eine Minute lang.

◇ Einen weiteren leichten Zugang zur Rebirthing-Atmung bietet die folgende Übung: Atmen Sie tief und langsam durch die Nase ein und nehmen Sie nun noch drei kurze Einatemzüge, so daß Sie die Grenze Ihres Atemvolumens erreichen. Jetzt lassen Sie das lange und weiche Ausatmen durch den Mund geschehen und atmen daraufhin weitere dreimal stoßweise aus. Probieren Sie diesen Ablauf für eine Minute aus.

◇ Diese Übung stellt ein Beispiel dafür dar, wie sich durch bewußtes Stimulieren der Einatmung ein entspannteres Ausatmen einstellt. Drücken Sie alle Fingerkuppen Ihrer beiden Hände gegeneinander, während Sie tief einatmen. Lösen Sie den Druck wieder und lassen Sie dabei das Ausatmen geschehen.

◇ Beim nächsten Experiment handelt es sich um eine Abfolge von Übungen mit der Rebirthing-Technik. Es wurde von Leonard Orr entwickelt und heißt: „Die 120 verbundenen Atemzüge". Durch sie können Sie eine Menge Energie in sich in Bewegung bringen, Spannungen, insbesondere im Gesichtsbereich, wahrnehmen und auch lösen, Ihre Lebendigkeit fühlen und spüren, wie sehr sich Ihre Atmung am Ende entspannt und vertieft hat.
„Die 120 verbundenen Atemzüge" sind aufgeteilt in sechs

Serien mit jeweils 20 Atemzügen. Bei der ersten Serie von 20 Atemzügen nehmen Sie vier langsame und dann einen ganz tiefen Atemzug durch die Nase. Das wiederholen Sie viermal hintereinander (viermal fünf Atemzüge). Diesen besonderen Rhythmus halten Sie auch bei den folgenden fünf Serien ein. Bei der zweiten Serie von 20 (vier mal fünf) Atemzügen legen Sie die Zunge zwischen Oberlippe und Oberkiefer. Die dritte Serie von 20 (vier mal fünf) Atemzügen bringt Atmen durch die Nase bei weit geöffnetem Mund. Bei den folgenden 20 (vier mal fünf) Atemzügen atmen Sie durch den weit geöffneten Mund. Die fünfte Serie von 20 (vier mal fünf) Atemzügen ist ein ganz langsames, bewußtes und geräuschloses Atmen durch die Nase. Die letzten 20 (vier mal fünf) Atemzüge sind eine Wiederholung der ersten Serie.

◇ Die nachstehende Übung veranschaulicht, wie Sie mit Hilfe Ihrer Vorstellungskraft die wohltuenden und belebenden Wirkungen der Rebirthing-Atmung intensivieren können. Legen Sie sich auf den Rücken, atmen Sie kraftvoll durch die Nase ein und sanft durch den Mund aus. Stellen Sie sich vor, wie Sie den Atem beim Einatmen an der Vorderseite des Körpers von den Füßen bis zum Kopf hochziehen und ihn beim Ausatmen an der Körperrückseite zurück nach unten fließen lassen. Nehmen Sie bewußt wahr, wie nach einer Weile des Atmens die Lebensenergie im ganzen Körper zu zirkulieren und sich auszubreiten beginnt. – Visualisieren Sie nun, wie sich diese Energie im Bereich der Füße und Unterschenkel sammelt, Sie diese mit jedem Einatmen hinauf zur Schädeldecke bringen und mit jedem Ausatmen dort hinausschießen, sich wie Funken im Raum versprühen und zu Füßen und Unterschenkeln zurückkehren lassen. Genießen Sie dieses Feuerwerk Ihrer Lebendigkeit für einige Momente.

◇ Lassen Sie die Rebirthing-Atmung zu einem Bestandteil Ihres Lebens werden. Denken Sie daran, immer wieder einmal tief durchzuatmen, wenn Sie Ihren alltäglichen Aktivitäten nachgehen. Vor allem bei großer Anspannung und Abgeschlagenheit ist diese Atemmethode sehr empfehlenswert, da sie in kürzester Zeit sowohl blockierte Energien zum Fließen bringen als auch neue Lebensgeister wecken kann. Manchmal helfen Ihnen bereits wenige tiefe Atemzüge, um sich wieder mit neuem Elan ans Werk machen zu können.

◇ Wenn Ihnen die beschriebenen Experimente leichtgefallen sind und gutgetan haben, dann probieren Sie doch einmal aus, zehn Minuten tief und zusammenhängend zu atmen. Am einfachsten ist dies in der entspannten Rückenlage.

Hinweis: Wenn Sie noch keine oder nur wenig Erfahrung mit der Rebirthing-Atmung haben, ist davon abzuraten, diese länger als zehn Minuten durchzuführen. Sie können sonst in unangenehme Körperempfindungen oder Gefühle hineingeraten, vor lauter Angst das Atmen abbrechen und sich festgefahren und unwohl fühlen. Sind Sie an der Rebirthing-Therapie interessiert, so suchen Sie sich zunächst einen erfahrenen Rebirther, der Sie begleitet.

4. Atem und Bewegung

4.1 Die Verbindung von Atem und Bewegung und ihre Wirkungen

Atem und Bewegung stellen zwei grundlegende Elemente dar, durch deren bewußten Gebrauch wir unsere Gesundheit schützen und unsere Lebendigkeit vermehren können. In der Praxis lassen sie sich nicht voneinander trennen: denn Atmen bewirkt Bewegung im Körper (wir sprechen von der Atembewegung), und körperliche Bewegung wiederum löst automatisch vertieftes Atmen aus.

In Kapitel 1.3. wurden die Wirkungen bewußten Atmens ausführlich behandelt. Diese können Sie noch beträchtlich steigern, wenn Sie immer wieder einmal Ihrem Körper Bewegungsmöglichkeiten verschaffen. Zunächst beschleunigt sich durch körperliche Bewegung der Rücktransport des venösen Blutes. Durch jede Muskelkontraktion werden nämlich die zwischen den Muskeln liegenden Venen ausgepreßt. Diese sog. Muskelpumpe kann auf optimale Weise arbeiten, da Sie durch körperliche Leistung das gesamte Muskelsystem mehr oder weniger beanspruchen.

Ferner werden durch Bewegungsübungen Lunge und Herz trainiert. Wenn Sie etwa regelmäßig Sport treiben, können Sie die Aufnahmefähigkeit der Lungen für Sauerstoff erheblich erhöhen. So weiß man, daß ein Nichtsporttreibender nur 3% der in der Atemluft befindlichen 20% Sauerstoff verwertet, ein Hochleistungssportler hingegen 8%.[22] Je mehr aber Ihr Organismus den Sauerstoff ausnutzen kann, um so besser sind Sie beispielsweise in Situationen gerüstet, in denen Sie kurzzeitig verstärkt Sauerstoff benötigen, wie bei Aufregung oder körperlicher Anstrengung. – Was das Herz angeht, so können Sie dessen Leistungskraft durch kontinuierliche körperliche Belastung fördern. Dadurch daß Sie es auf diese Weise auf Touren bringen, arbeitet es langfristig gesehen ökonomischer: es schlägt langsamer, weil der trainierte Herzmuskel bei jeder Kontraktion eine größere Menge Blut in den Kreislauf werfen kann.

Schließlich pflegen und erhalten Sie durch körperliche Beanspruchung Ihr verzweigtes System feinster Haargefäße. Falls Sie nämlich überhaupt nicht gewillt sind, Ihren Körper in gewissen Abständen in Bewegung zu bringen, kommt es zu einer – freilich wieder rückgängig zu machenden – Reduzierung dieser Haargefäße, die nach einigen Jahren mehr als 25% ausmachen kann.[23] Das bedeutet, daß die Sauerstoffaufnahme Ihres Körpers stark eingeschränkt wird.

Im weiteren Verlauf dieses Kapitels werden zwei verschiedene Arten von Atem-/Bewegungsübungen vorgestellt: zum einen Bewegungsübungen, die Ihnen einen kräftigen Atemimpuls geben, d. h. Sie ein wenig außer Atem bringen; zum anderen Übungen, für die ein Zusammenspiel von Atem und Bewegung charakteristisch ist.

4.2. Bewegungsübungen zur Anregung des Atems

Die nachfolgenden Übungen zeigen Ihnen einige Möglichkeiten, wie Sie Ihren Körper mit Energie aufladen und Ihr Gespür für den Atem verstärken können. Dabei atmen Sie wahlweise durch Nase oder Mund aus; das Einatmen sollte möglichst durch die Nase erfolgen.

Das Ziel, das durch die Bewegungsübungen dieses Abschnitts angestrebt wird, erreichen Sie auch durch jede Form der körperlichen Anstrengung: ob Sie nun wandern, joggen, schwimmen, tanzen oder skilaufen, in jedem Fall kommt auf diese Weise Ihr Körper in Trab und Sie geraten außer Puste.

◇ Im Stehen mit leicht gespreizten Beinen strecken Sie Ihre Arme zur Decke. Springen Sie in dieser Haltung mehrmals auf und ab, wobei Sie das Augenmerk besonders darauf richten, mit der ganzen Fußsohle am Boden aufzutreffen und in den Knien abzufedern. Wenn Sie möchten, können Sie beim Aufkommen auf die Erde kraftvoll hörbar ausatmen oder einen Ton ausstoßen, der tief aus dem Bauch kommt.

◇ Laufen Sie einige Minuten auf der Stelle. Bringen Sie nach einer Weile Ihre Knie immer mehr in die Höhe und steigern Sie das Tempo Ihrer Laufbewegung. Lassen Sie die Arme locker mitschwingen. Legen Sie eine kleine Pause ein und spüren Sie, wie Ihr Atem geht.
Kommen Sie allmählich wieder in den Laufschritt und werfen Sie jetzt die Fersen zum Gesäß hin. Beschleunigen Sie wiederum für kurze Zeit und ruhen Sie sich danach aus.

◇ Bringen Sie auf dem Rücken liegend Ihre gebeugten Beine nach oben und üben Sie sich im Radfahren. Fangen Sie gemütlich an und steigern Sie dann die Schnelligkeit. Vergrößern Sie zugleich die Kreise und lassen Sie anschließend die Bewegung ausklingen.
Schalten Sie jetzt den „Rückwärtsgang" ein und verfahren Sie entsprechend.

◇ Sie nehmen die Position aus der vorherigen Übung ein. Abwechselnd stoßen Sie kräftig Ihre Beine zur Decke, wobei Sie betont ausatmen. Stellen Sie sich vor, Sie treten ein Loch in die Decke. Kommen Sie nach einer Weile zum Abschluß und beobachten Sie Ihren Atem.
Diese Übung können Sie insbesondere dann benutzen, wenn Sie einmal ordentlich „Dampf ablassen" oder „auf den Putz hauen" möchten.

11
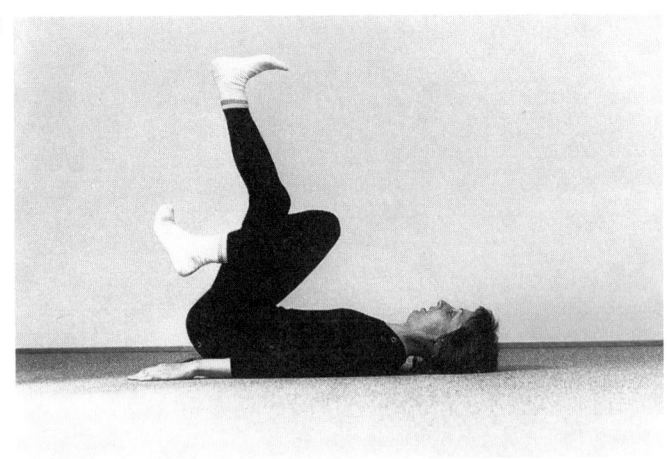

◇ Stellen Sie sich locker hin, der Abstand Ihrer Füße entspricht ungefähr der Breite Ihres Beckens. Schließen Sie die Augen und gehen Sie mit Ihrer Bewußtheit für einige Momente in den Körper. Machen Sie sich ein Bild von seinem derzeitigen Zustand. Nehmen Sie vor allem wahr, wo

es Bereiche gibt, welche sich hart und angespannt anfühlen. Beginnen Sie nun damit, den Körper sanft zu schütteln. Lassen Sie dieses Schütteln zunächst in Beinen und
Becken entstehen und sich schließlich im gesamten Körper ausbreiten. Denken Sie daran, Kopf und Nacken mitgehen zu lassen sowie den Unterkiefer zu entspannen.
Atmen Sie durch den Mund. Stellen Sie sich vor, Sie sind
ein großer Wackelpudding. Schütteln Sie alle festgehalte-
nen Energien von sich weg und lassen Sie dabei den
Atem gehen. Spüren Sie danach noch einmal Ihren Körper und Ihren Atem.
Dies ist eine sehr geeignete Übung, um den Atem in Gang
zu bringen und sich von Spannungen zu befreien. Besonders wertvoll ist sie, wenn Sie den ganzen Tag in sitzen-
der Tätigkeit verbringen.

4.3. Spezielle Atem-/Bewegungsübungen

Bei den Übungen dieses Abschnitts wirken Atem und
Bewegung auf harmonische Weise zusammen. Es besteht eine Synchronizität zwischen beiden, wobei sich
die Bewegung nach dem Atem richtet. Stellen Sie sich
Ihren Atem als einen mächtigen Antrieb vor, der körperliche Bewegung gleichsam erzeugt. Während Sie
einatmen, spannen Sie jeweils eine bestimmte Körperregion (Kap. 4.3.1) bzw. gleichzeitig mehrere (Kap.
4.3.2.) an, beim Ausatmen entspannen Sie wieder. Atmen Sie wie bei der Rebirthing-Methode durch die
Nase ein und durch den Mund aus. Wenn es sich gut
anfühlt, können Sie eine kurze Atempause zwischen
Aus- und Einatmen einlegen.

Sie sollten die Übungen langsam durchführen, damit sich ein wachsendes Gefühl für den hierbei bedeutsamen Gleichklang von Atem und Bewegung einstellt. Finden Sie mit der Zeit Ihren eigenen Rhythmus. Arbeiten Sie mit einer Übung immer so lange, wie es Ihnen wohl tut. Denn der Sinn der Übungen besteht einfach darin, durch kräftiges „Durchblasen" von Körper und Geist Spannungen abzubauen und neue Lebensfreude zu wecken. Soweit nicht anders angegeben, führen Sie die Übungen im Stehen mit leicht gespreizten Beinen aus.

4.3.1. Übungen für einzelne Körperregionen

4.3.1.1. Übungen für Gesicht, Schulter-Nacken-Bereich, Rumpf, Arme und Hände

◇ Versuchen Sie einen mißbilligenden Gesichtsausdruck zu erzeugen, indem Sie Ihre Stirn deutlich in Falten legen. Atmen Sie dabei ein und lassen Sie mit dem Ausatmen die Spannung wieder gehen. Achten Sie darauf, daß Sie wirklich nur die Stirn bewegen und nicht das ganze Gesicht.

◇ Reißen Sie Ihre Augen mit dem Einatmen weit auf und schließen Sie sie sanft mit dem Ausatmen.

◇ Schauen Sie beim Einatmen so weit wie möglich nach oben, beim Ausatmen hinunter. Setzen Sie bei dieser Übung möglichst nur die Augen ein und vermeiden Sie ein Mitgehen des Kopfes.
Blicken Sie jetzt ganz zur linken Seite, während Sie einatmen, und ganz nach rechts mit dem Ausatmen.
Lassen Sie schließlich die Augen gemächlich kreisen,

wobei Sie mit dem Einatmen den oberen Halbkreis beschreiben und mit dem Ausatmen den unteren. Ändern
Sie nach einer Weile die Drehrichtung.

◇ Fühlen Sie sich in einen Tiger ein und reißen Sie dro-
hend Ihren Mund auf. Atmen Sie hierbei ein. Lassen Sie
das Ausatmen geschehen, wobei Sie den Mund weich
schließen.

◇ Für die folgende Übung ist es hilfreich, ein Kamel
nachzuempfinden, weil Sie mit ihr das typische Kopfwie-
gen dieses Wüstentieres imitieren. Einatmend nehmen
Sie Ihr Kinn nach unten, so daß Ihre Halswirbelsäule gestreckt wird (Abb. 12a). Ausatmend bringen Sie das Kinn
nach oben und schieben es nach vorne, wobei Sie den
Kiefer locker lassen (Abb. 12b).

◇ Drücken Sie Ihr Kinn ganz nah an die Brust. Drehen
Sie beim Einatmen den Kopf entlang des Schlüsselbeins
zur linken Seite hinauf und versuchen Sie über die linke
Schulter zu schauen. Bleiben Sie währenddessen stets
mit dem Kinn am Körper. Beim Ausatmen führen Sie den
Kopf in gleicher Weise zurück zur Mitte. Wiederholen Sie
das Ganze nach rechts.

◇ Atmen Sie ein und legen Sie Ihren Kopf in den Nacken.
Führen Sie beim Ausatmen das Kinn zur Brust.

◇ Nehmen Sie einen kräftigen Atemzug und lassen Sie
Ihren Kopf zur linken Seite sinken, als wollten Sie ihn auf
der linken Schulter ruhen lassen. Richten Sie ihn nun wieder auf und lassen Sie dabei das Ausatmen gehen, bevor
Sie ihn mit erneutem Einatmen nach rechts fallen lassen
und daraufhin zur Mitte zurückbringen.

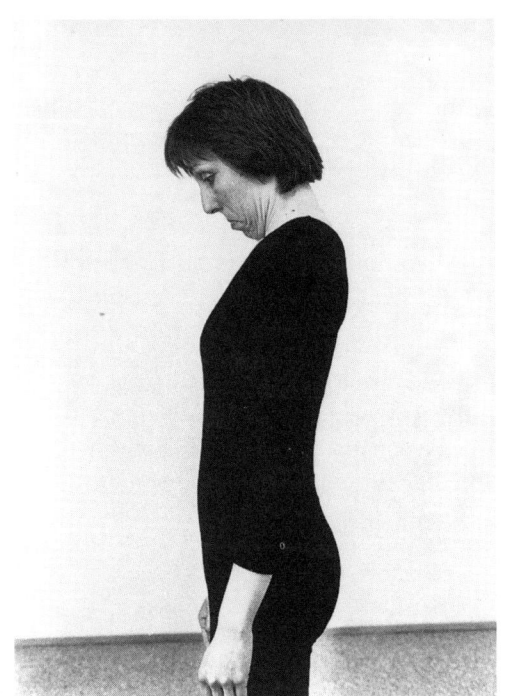

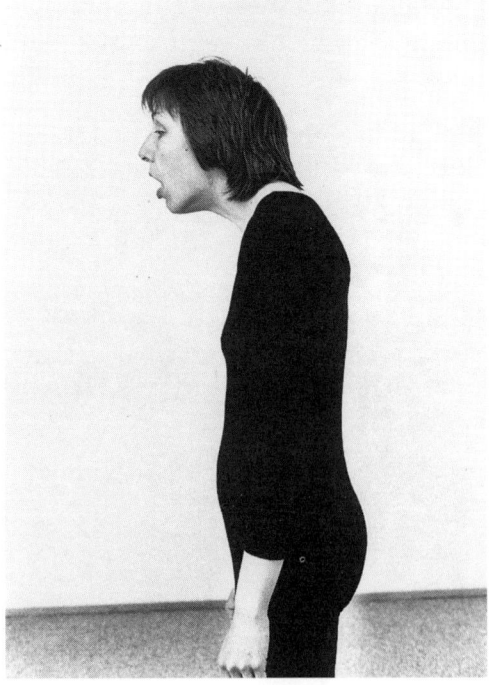

◇ Ziehen Sie einatmend beide Schultern hoch bis zu Ihren Ohren. Tun Sie dies mit der Vorstellung, Ihren Kopf zwischen den Schultern zu versenken. Ausatmend lassen sie die Schultern los.

◇ Führen Sie Ihre Arme gestreckt nach hinten und falten Sie die Hände ineinander. Beginnen Sie nun, kreisförmige Bewegungen mit den Schultern auszuführen, wobei Sie beim hinteren Halbkreis ein- und beim vorderen ausatmen.

◇ Atmen Sie tief ein, wobei Sie Ihre Arme so weit wie möglich zur Seite hin ausbreiten (Abb. 13a). Jetzt atmen Sie entspannt aus und nehmen sich dabei selbst in die Arme (Abb. 13b). Empfinden Sie dieses fließende Wechselspiel zwischen Nach-Außen-Gehen, Sich-Öffnen und In-sich-Geborgen-Sein, Sich-Verschließen. Spüren Sie, wie beide Pole untrennbar zueinander gehören.

◇ Stehen Sie in leichter Grätschstellung, die Knie sind etwas gebeugt. Legen Sie Ihren rechten Arm auf den Rükken, wobei die Handfläche vom Körper abgewandt ist. Vollziehen Sie jetzt mit dem linken Arm vor dem Körper eine kräftige Pendelbewegung zu den Seiten in der Weise, daß Sie immer dann einatmen, wenn der Arm sich nach links bewegt, und ausatmen, wenn er nach rechts schwingt (Abb. 14). Lassen Sie Ihren Körper locker und beziehen Sie ihn in diesen dynamischen Ablauf mit ein. Probieren Sie nun die Übung mit dem anderen Arm.

◇ Strecken Sie Ihre Arme zu den Seiten aus und drehen sie, während Sie einatmen, die Handflächen nach oben. Wenden Sie sie beim Ausatmen wieder nach unten.

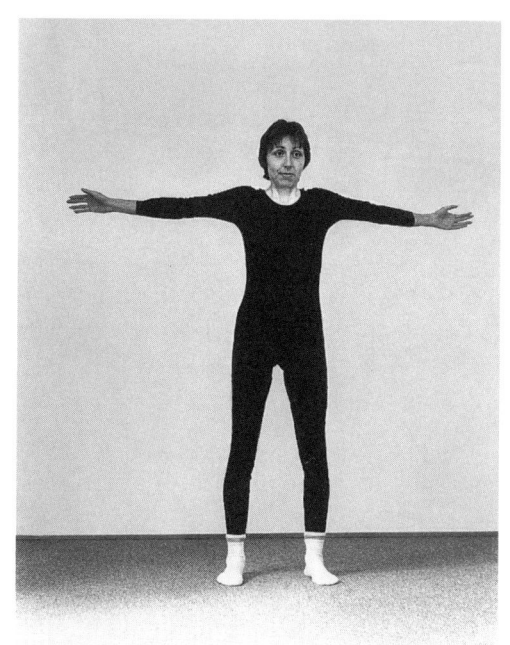

13a

13b

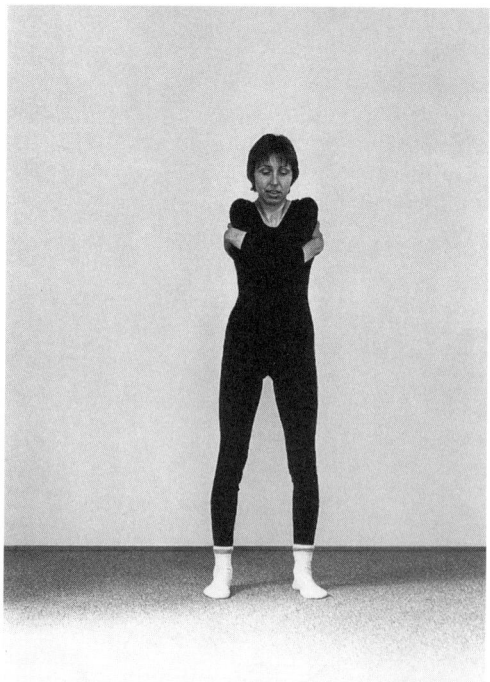

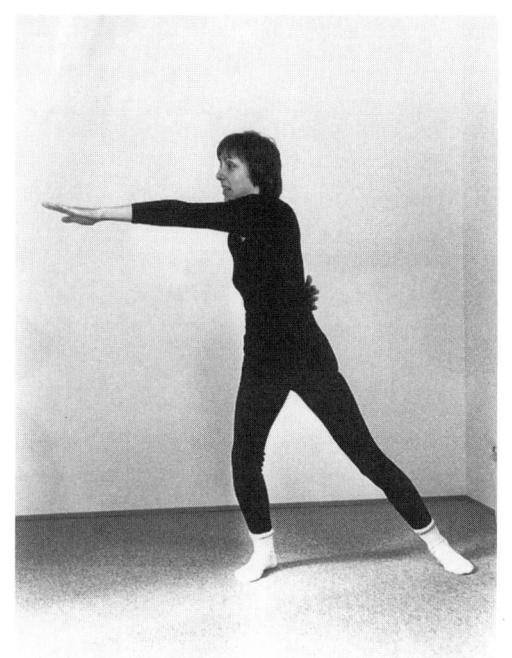

14

15

◇ Winkeln Sie Ihre Arme an und bringen Sie sie vor Ihrer Brust in eine Horizontale, wobei sich die Finger leicht berühren. Drücken Sie mit dem Einatmen die Ellenbogen nach hinten (Abb. 15). Fühlen Sie, wie die Schultern nach hinten gebogen werden, der Brustkorb weit geöffnet ist und wieviel Raum Sie jetzt zum Atmen haben. Lassen Sie beim Zurückkehren in die Ausgangsposition Ihren Atem gehen.

◇ In dieser Übung setzen Sie das Boxen ein. Sie stehen mit leicht gebeugten Knien, ballen die Hände zu Fäusten und stoßen zunächst Ihre linke Faust nach vorne, wobei Sie ausatmen. Mit dem Zurückziehen des Armes holen Sie wieder Luft, boxen nun mit dem rechten Arm und atmen erneut aus. Gestatten Sie dem Oberkörper eine geringe Mitbewegung und genießen Sie jetzt dieses Schattenboxen in Verbindung mit Ihrem Atem.

◇ Ihre Vorderarme bilden in Schulterhöhe eine waagrechte Linie, die Ellenbogen sind nach außen gerichtet. Führen Sie beim Einatmen eine langsame Drehbewegung aus, bei der sich Ihnen die Hände zukehren. Beim Ausatmen drehen Sie die Hände entgegengesetzt, also von sich weg, als wollten Sie verbrauchte Luft abgeben. Die Schultern sollten während dieser Übung nicht nach oben gezogen werden.

◇ Lassen Sie in Rückenlage beide Arme neben Ihrem Körper zur Ruhe kommen. Atmen Sie tief ein und bringen Sie dabei die Arme gestreckt über den Kopf nach hinten. Jetzt atmen Sie weich aus und führen die Arme wieder in die Ausgangsposition zurück.

◇ Stellen Sie sich vor, Sie sind ein Adler und schwingen sich mit mächtigen Flügeln in große Höhen empor. Breiten Sie dazu Ihre Arme aus und vollbringen Sie einatmend eine weite Auf- und ausatmend eine weite Abwärtsbewe-

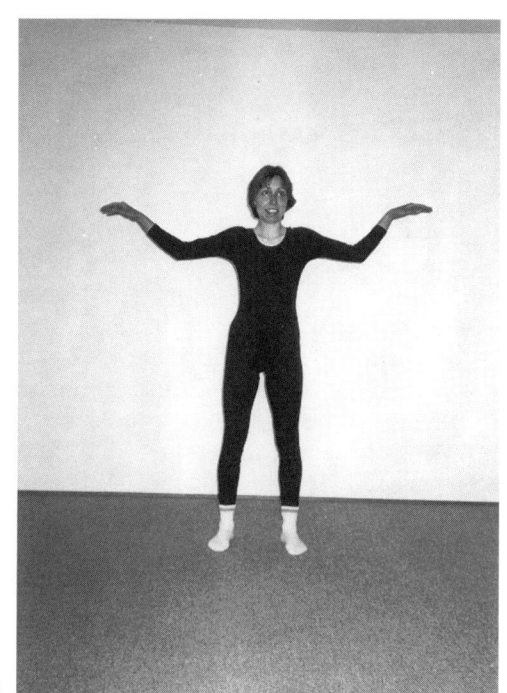

16a

16b

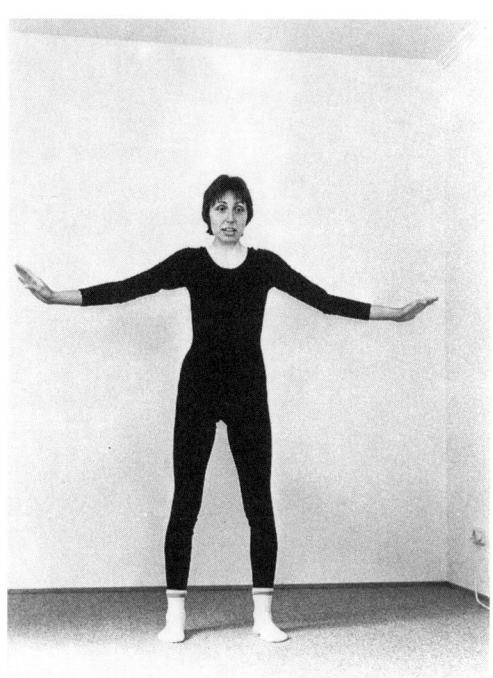

gung (Abb. 16a + b). Lassen Sie sich von Ihren Flügeln tragen und geben Sie sich dem Gefühl von Ruhe und Freiheit hin.

◇ Beugen Sie leicht Ihre Knie, die Füße sind geschlossen. Bringen Sie den Rumpf so nach vorne, daß der linke Arm nach vorne unten und der rechte nach hinten oben ausgestreckt ist. Malen Sie sich aus, Ihre Arme würden durch Ihren Atem wie die Flügel einer Windmühle angetrieben: während Sie einatmen, beschreiben Sie sechs Kreise rückwärts, drei mit jedem Arm. Daraufhin kehren Sie die Drehrichtung um, atmen aus und kreisen dabei sechsmal vorwärts, wiederum dreimal mit jedem Arm. Die Bewegung sollte aus Knien und Hüften kommen.

◇ Strecken Sie Ihre Arme in Schulterhöhe nach vorne aus, so daß die Handflächen nach unten weisen. Verhaken Sie die Daumen miteinander, damit sich die Hände nicht voneinander lösen können. Mit dem Einatmen werfen Sie die Arme nach links, wobei Hüfte, Oberkörper und Kopf der Bewegung folgen. Beim Ausatmen bringen Sie die Arme zurück in die Ausgangsstellung. Schwingen Sie nun die Arme entsprechend zur rechten Seite und wieder zur Mitte zurück. Lassen Sie allmählich einen kontinuierlichen Bewegungsfluß entstehen.

◇ Heben Sie beide Arme über den Kopf, die Handflächen sind einander zugerichtet. Einatmend beugen Sie Ihren Körper so weit wie möglich zur linken Seite (Abb. 17a). Mit dem Ausatmen kommen Sie zurück in die Mittelstellung und kauern dabei etwas zusammen (Abb. 17b). In dieser Haltung befinden sich die Ellenbogen an den Körperseiten, die Unterarme zeigen nach oben, die Fäuste sind locker und die Knie leicht gebeugt. Nun atmen Sie ein, richten sich dabei auf und bringen die parallelen Arme hinaus nach rechts (Abb. 17c). Beim Ausatmen begeben Sie sich in die zuvor beschriebene Kauerstellung.

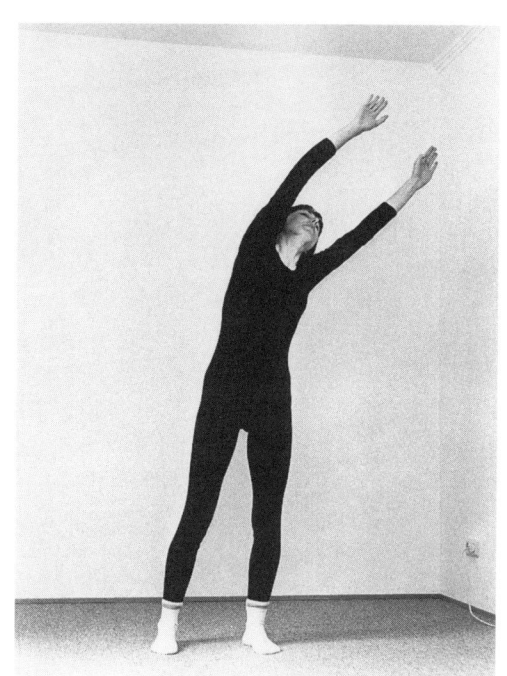

17a

17b

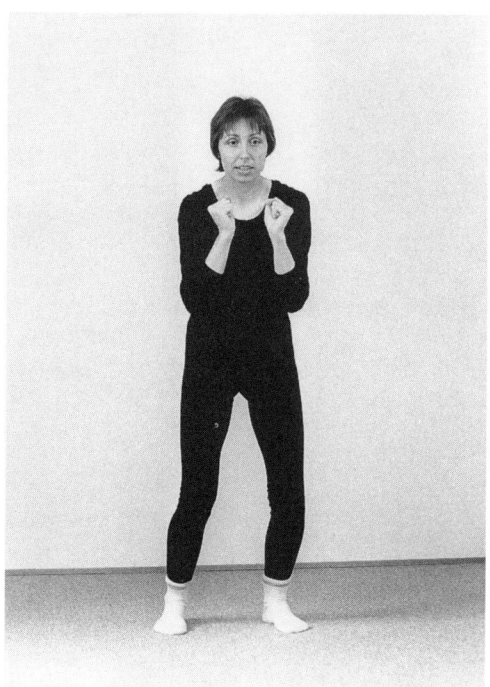

17c

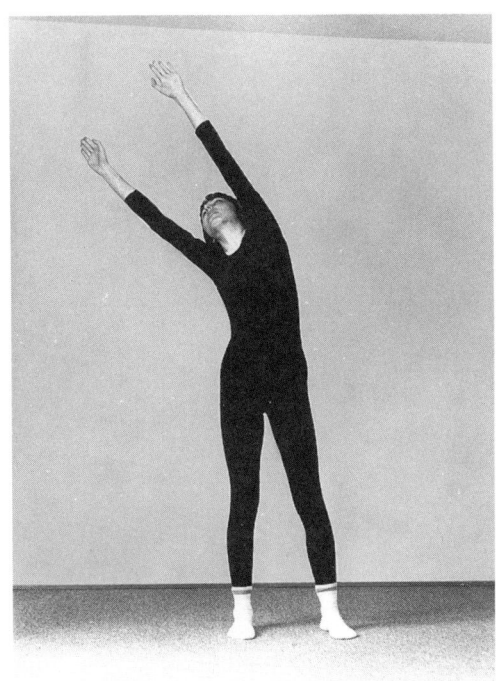

◇ Sie stehen mit entspannten Schultern, locker hängenden Armen und falten so Ihre Hände vor dem Körper (Abb. 18a). Während Sie einatmen, heben Sie die gestreckten Arme bis über den Kopf, beugen nun in den Ellenbogen und bringen die Hände in den Nacken (Abb. 18b). Lassen Sie nun ausatmend die Arme in die ursprüngliche Position zurücksinken.
Es ist empfehlenswert, diese Übung im Zeitlupentempo auszuführen. Achten Sie ferner besonders darauf, daß die Arme gleichsam durch Ihren Atem nach oben und unten bewegt werden.

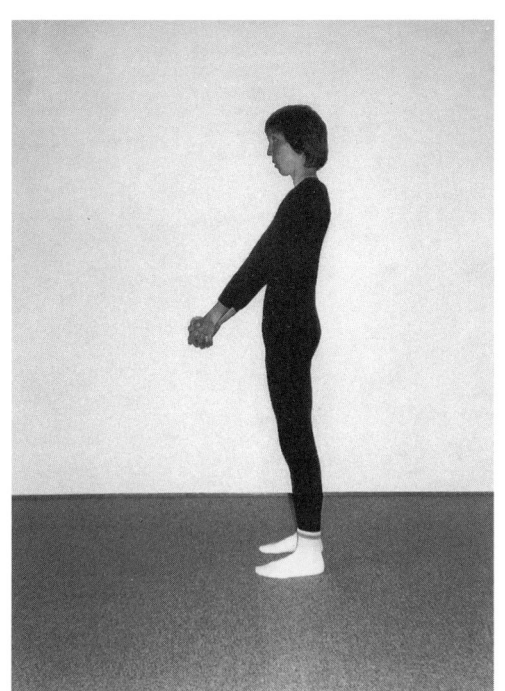

18a

18b

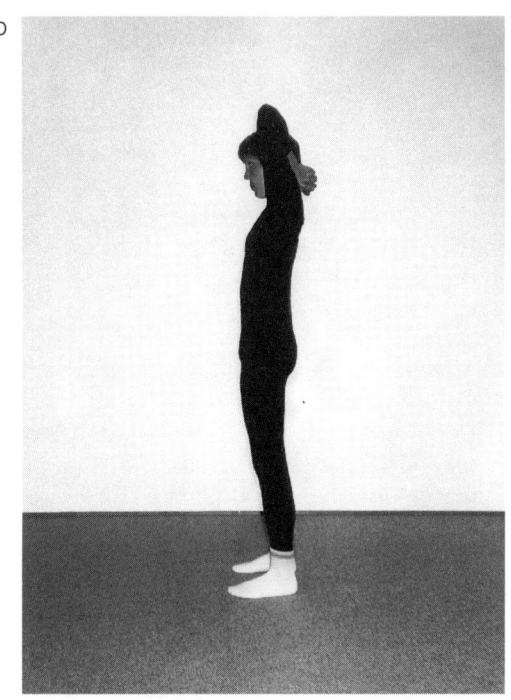

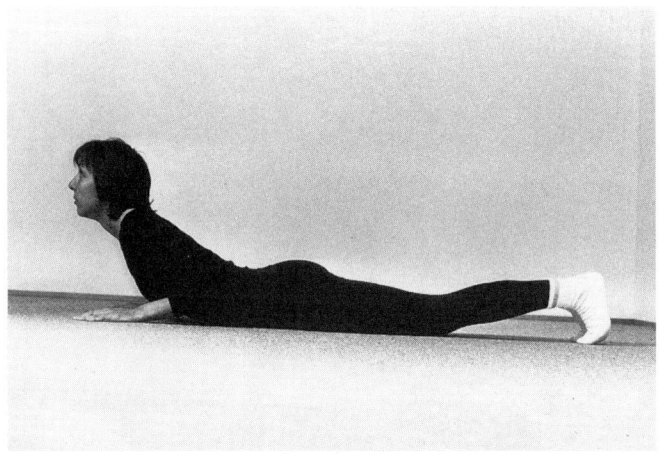

◇ Diese Übung stellt eine Variation der Hatha-Yoga-Übung: „Die Kobra" dar. Legen Sie sich auf den Bauch und setzen Sie Ihre Hände in Schulterhöhe auf dem Boden ab. Mit einem langsamen und tiefen Atemzug heben Sie zunächst den Kopf und dann den Rumpf. Das Becken bleibt auf der Erde. Die Bewegung sollte vor allem durch Ihre Rückenmuskulatur und weniger durch die Kraft Ihrer Arme erfolgen. Atmen Sie jetzt aus und rollen Sie währenddessen die Wirbelsäule zurück auf den Boden.

◇ Bleiben Sie in der Bauchlage, strecken Sie beide Arme über den Kopf und legen Sie sie auf dem Boden ab. Nutzen Sie nun die Kraft Ihres Einatmens, um die Arme ein Stück weit anzuheben. Beim Ausatmen lassen Sie diese sinken.
Daraufhin breiten Sie Ihre gestreckten Arme senkrecht zu den Körperseiten aus. Mit dem nächsten Atemzug bringen Sie beide Arme so weit Sie es vermögen nach oben und entspannen Sie sie beim Ausatmen. Der Kopf bleibt die ganze Zeit über liegen und ist zur Seite gewandt.

4.3.1.2. Übungen für Becken, Beine und Füße

◇ Konzentrieren Sie Ihre Aufmerksamkeit auf das Becken. Vermehren Sie die Sensibilität für diese häufig tabuisierte Körperregion, indem Sie eine Hand auf dem Unterleib, die andere auf dem Gesäß ruhen lassen. Ziel dieser Übung ist es, einen sanften Beckenschwung herbeizuführen, um im Zusammenwirken mit dem Atem die Lebendigkeit im Beckenbereich zu steigern. Ihre Knie sind leicht gebeugt. Sie atmen kräftig ein und ziehen dabei das Gesäß nach hinten, als wollten Sie ein schönes Hohlkreuz erzeugen (Abb. 20a). Jetzt ausatmen und das Gesäß behutsam nach vorne drücken. Dazu können Sie die auf dem Gesäß liegende Hand zu Hilfe nehmen.

 20 a

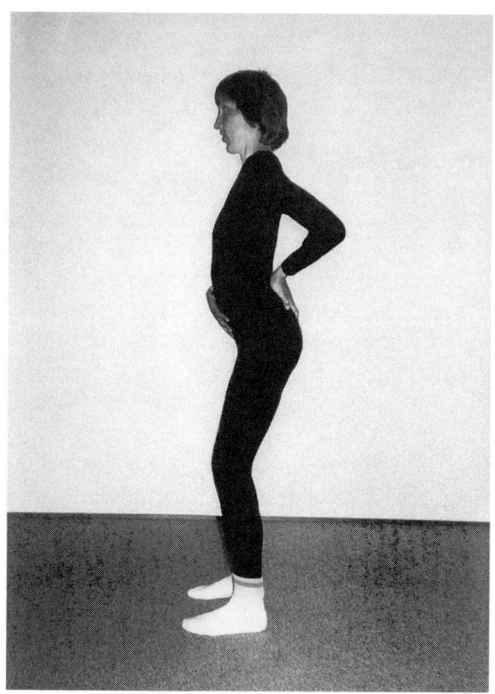

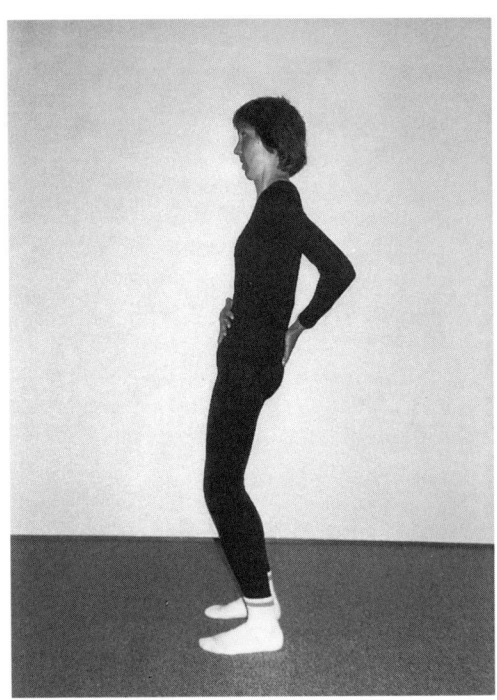

Bedeutsam bei diesem Übungsablauf ist, daß die Bewegung ausschließlich aus dem Becken kommt, d. h. sowohl Oberkörper als auch Beine sollten regungslos bleiben. Erfreuen Sie sich am spielerischen Tanz Ihres Beckens.

◇ Lassen Sie mit den Händen in der Taille Ihr Becken wie beim Bauchtanz kreisen: den hinteren Halbkreis beschreiben Sie ein-, den vorderen ausatmend. Die Bewegung geschieht fließend und langsam, ihr Zentrum liegt im Becken, wobei die Beine passiv folgen. Vergessen Sie nicht, nach einer Weile entgegengesetzt zu kreisen.

◇ Die nachstehende Übung kennen Sie bereits aus Kapitel 3.4. Sie wird an dieser Stelle in leicht abgewandelter Form aufgeführt.

Ziehen Sie in Rückenlage Ihre Beine an und legen Sie ein Kissen unter das Gesäß. Bringen Sie beim Einatmen das Becken deutlich nach oben und lassen Sie es beim Ausatmen so fallen, daß hieraus gleichsam das nächste Anheben erwächst usw.

◇ Bleiben Sie auf dem Rücken liegen und stellen Sie Ihre Beine so auf, daß die Füße geschlossen sind. Atmen Sie nun kräftig ein und lassen Sie mit dem Ausatmen die Beine vorsichtig auseinanderfallen. Mit dem Einatmen führen Sie sie wieder zusammen. Lassen Sie mit jedem Ausatmen mehr und mehr eine Öffnung und Ausdehnung in Beckenbereich und Beinen zu.

◇ Verlagern Sie Ihr Gewicht auf das rechte Bein und schwingen Sie einatmend das linke Bein mit dem linken Arm nach hinten und den rechten Arm nach vorne (Abb. 21a). Beim Ausatmen pendeln Sie mit linkem Bein und Arm nach vorne, wobei der rechte Arm nach hinten gelangt (Abb. 21b). Falls es Ihnen schwerfällt, das Gleichgewicht zu halten, stützen Sie sich mit der freien Hand an einem Stuhl ab. Darüber hinaus hilft Ihnen das Fixieren eines Punktes im Raum. Wechseln Sie über zum anderen Bein.

◇ Nehmen Sie einen tiefen Atemzug, ziehen Sie dabei Ihr linkes Knie hoch bis zum Bauch und umfassen Sie es mit den Händen. Drücken Sie es so noch etwas näher an den Körper heran. Atmen Sie daraufhin lang aus und stellen Sie Ihr Bein wieder ab. Führen Sie die Übung mit dem anderen Bein durch.

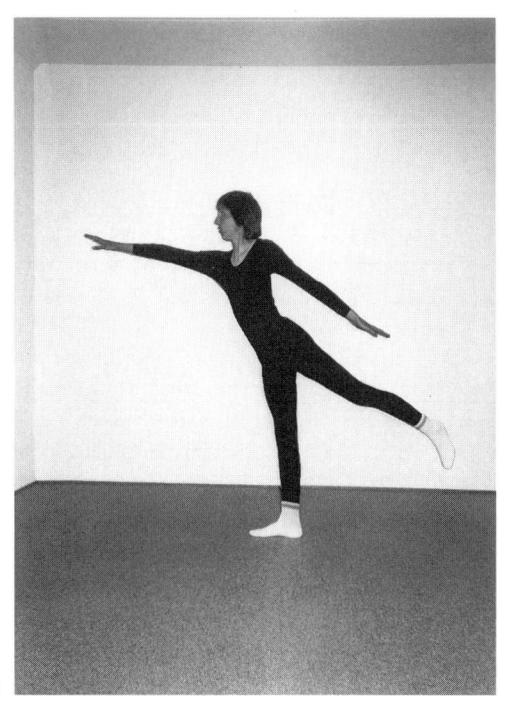

21 a

21 b

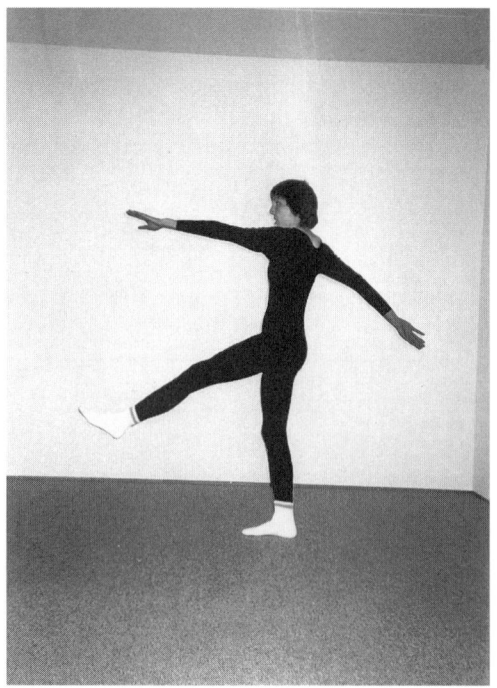

◇ Lassen Sie Ihren Oberkörper vornüber fallen, die Knie sind stark gebeugt. Sie atmen nun ein und drücken dabei die Knie ganz durch. Mit dem Ausatmen beugen Sie sie wieder.
Achten Sie bei dieser Übung darauf, den Oberkörper möglichst nicht mitzubewegen.

◇ Begeben Sie sich in die Bauchlage, Ihre Arme ruhen entspannt neben dem Körper und Ihr Kopf ist zur Seite gedreht. Bringen Sie das linke Bein gestreckt in die Höhe, wobei Sie einatmen. Senken Sie das Bein wieder und atmen Sie währenddessen aus. Wechseln Sie über zum rechten Bein.

◇ Sie sitzen mit ausgestreckten Beinen in leichter Grätschstellung auf dem Boden und stützen sich mit Ihren Händen ab. Mit dem Einatmen drehen Sie die Füße so nach außen, daß die Zehen voneinander wegweisen, beim Ausatmen entspannen Sie wieder. Von erneutem Einatmen begleitet, bewegen Sie nun die Fußspitzen nach innen, die Zehen sind zueinander gerichtet. Kehren Sie mit dem Ausatmen zurück in die Ausgangsstellung.

◇ Behalten Sie die Position aus der vorherigen Übung bei und schieben Sie zusätzlich ein Kissen unter jede Ferse, damit Sie die für die nachstehende Übung nötige Bewegungsfreiheit erhalten.
Drücken Sie während des Einatmens den Vorderfuß nach unten. Versuchen Sie, die Fußspitzen dem Boden anzunähern. Lassen Sie den Fuß beim Ausatmen wieder zurückkehren. Mit dem nächsten Atemzug biegen Sie Fuß und Zehen nach hinten, auf das Schienbein zu. Atmen Sie nun aus und entspannen Sie.

4.3.2. Übungen für den ganzen Körper

◇ Malen Sie sich aus, wie Sie vor einem großen Apfelbaum stehen, dessen reife, saftige Früchte hoch über Ihnen hängen. Atmen Sie kräftig ein und greifen Sie dabei mit Ihrer linken Hand weit nach oben, wobei die rechte Ferse vom Boden abhebt. Recken und strecken Sie sich so gut Sie nur können. Lösen Sie diese Spannung mit dem Ausatmen. Versuchen Sie nun, die Äpfel in der gleichen Weise mit der rechten Hand zu erreichen.

22

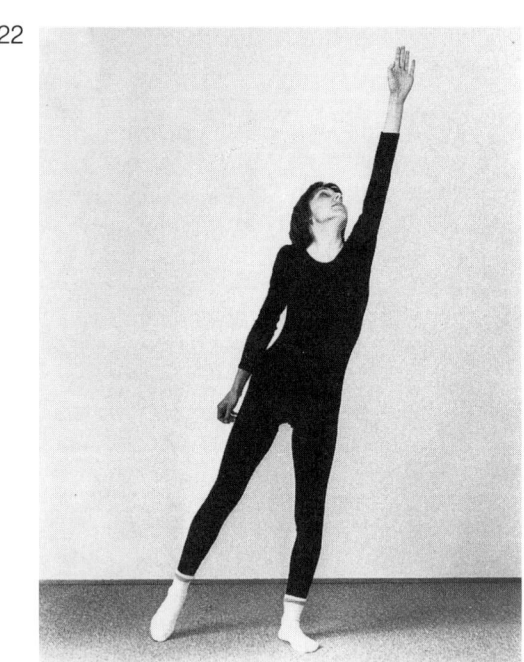

◇ Ziehen Sie Ihren Atem hoch, während Sie die gestreckten Arme nach oben recken, die Hände sind gefaltet (Abb. 23a). Neigen Sie sich in dieser Haltung möglichst

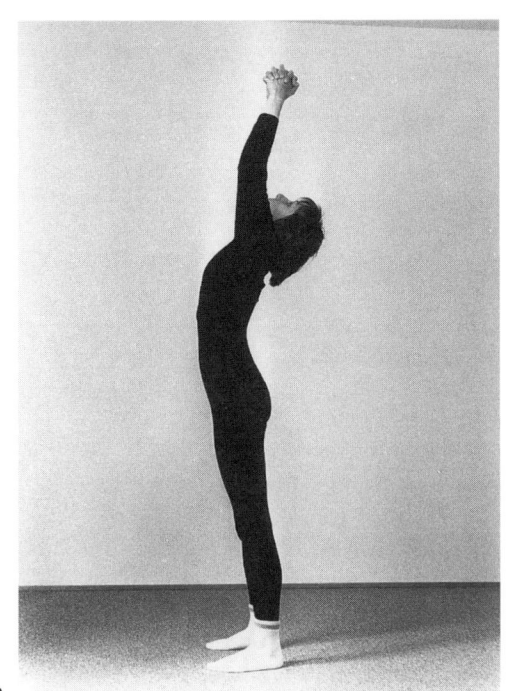

23 a

23 b

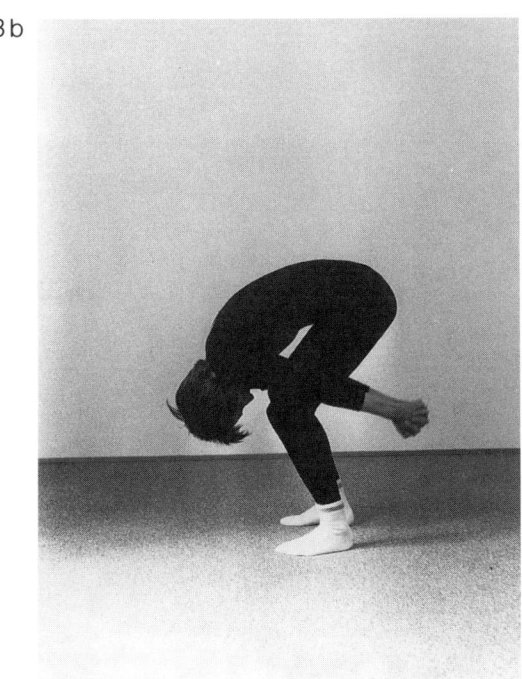

weit zurück. Beim Ausatmen schwingen Sie mit den Armen durch die Beine hindurch (Abb. 23b). Stoßen Sie die Luft kraftvoll und hörbar hinaus. Stellen Sie sich vor, Sie besitzen die Stärke eines Holzhackers.

◇ Lassen Sie Ihren Oberkörper locker nach vorne fallen, bis die Finger den Boden berühren. Gehen Sie dabei leicht in die Knie. Atmen Sie nun tief und langsam ein, indem Sie den Oberkörper aufrichten und die Arme über dem Kopf ausbreiten, als hielten Sie einen großen Ball. Stellen Sie sich vor, daß Sie die Lungen vollständig mit frischer Luft füllen. Jetzt lassen Sie den Oberkörper wieder vornüber sinken und atmen dabei gründlich aus.

◇ Ihr Körper befindet sich mit weit auseinandergestellten Füssen in vornübergebeugter Haltung, die Arme hängen locker, und die Finger sind verschränkt. Führen Sie beim Einatmen mit ausgestreckten Armen den Körper in einem Halbkreis nach links und oben, bis sich die Arme über

24a

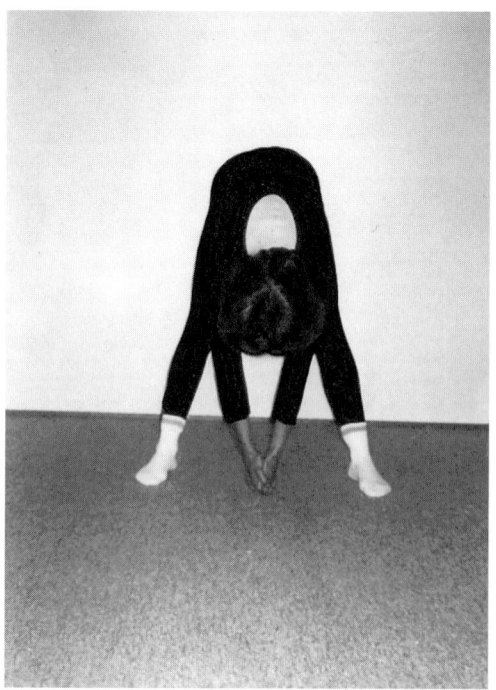

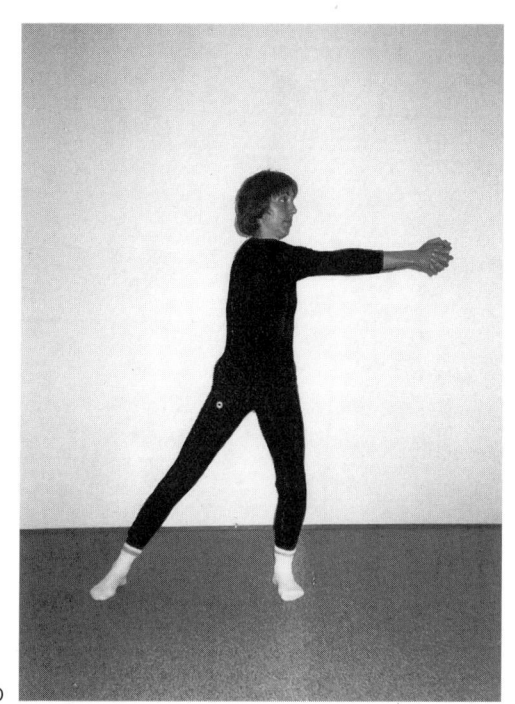

24 b

24 c

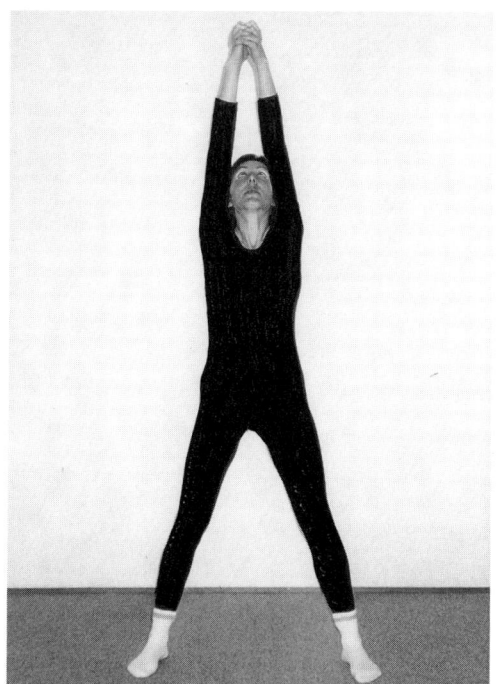

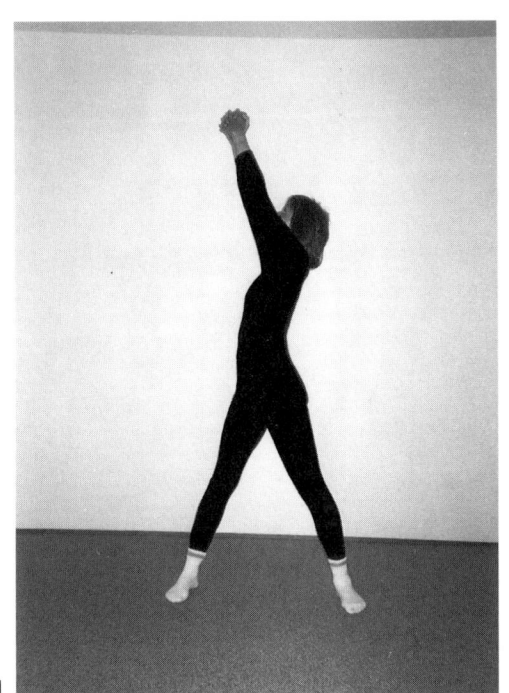

24 d

24 e

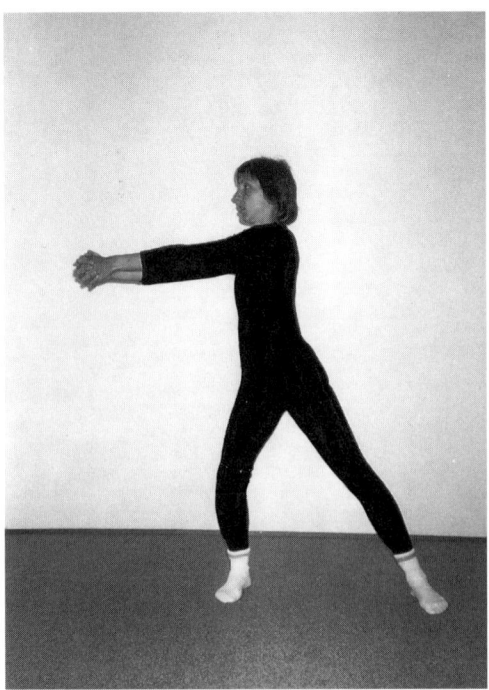

dem Kopf befinden und Sie nach vorne schauen. Drehen Sie nun – ohne die Bewegung anzuhalten – in der Hüfte nach rechts und bringen Sie beim Ausatmen den Körper nach rechts und unten. Nutzen Sie Ihren Schwung, um mit dem Einatmen nach der ihm entgegengesetzten, also wieder der rechten Seite, hochzuschwenken und nach erneuter Drehung in der Hüfte zur linken Seite ausatmend hinunterzukommen.

Fühlen Sie, wie wohltuend Ihre Wirbelsäule durch das Gewicht der Arme gestreckt wird.

◇ Bei der nächsten Übung befinden Sie sich in der Rückenlage mit den Beinen flach auf dem Boden. Führen Sie jetzt Ihre gestreckten Arme über den Kopf und legen Sie sie hinten ab. Stellen Sie sich vor, wie Sie an Armen und Beinen von zwei Personen langgezogen werden. Entsprechend beginnen Sie jetzt mit einem tiefen Einatmen Ihre Extremitäten ganz zu strecken, beim Ausatmen lassen Sie wieder los.

◇ Sie behalten die Ausgangsstellung aus der vorhergehenden Übung bei, die Handflächen liegen diesmal auf dem Boden. Mit kräftigem Einatmen heben Sie zugleich

25

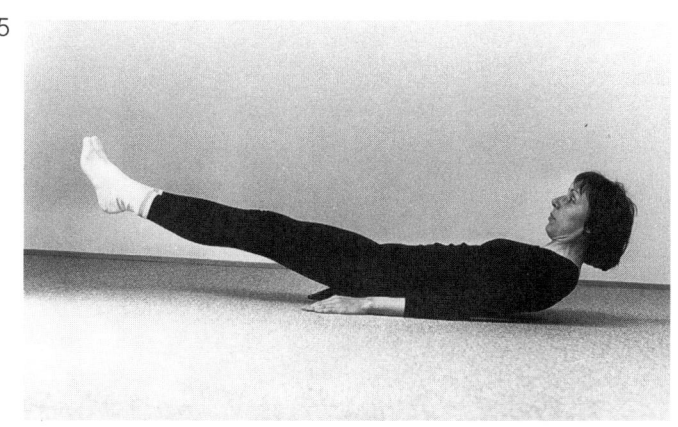

Beine und Rumpf an, so daß das Gewicht auf dem Gesäß ruht. Mit betontem Ausatmen kommen Sie wieder zurück auf den Boden.

◇ Jetzt in Bauchlage strecken Sie Ihre Arme ganz nach vorne aus. Bringen Sie nun gleichzeitig Kopf sowie die gestreckten Arme und Beine in die Höhe und atmen Sie dabei ein. Entspannen Sie vollständig beim Ausatmen.

◇ Bleiben Sie auf dem Bauch liegen. Winkeln Sie nun Ihre Arme an und legen Sie die Hände in Schulterhöhe ab, wobei sich die Handflächen unten befinden. Während Sie lang und weich ausatmen, drücken Sie sich vom Boden ab, so daß das Becken möglichst weit hoch gelangt und Arme und Beine gestreckt sind. Bleiben Sie dabei mit dem Kopf weit unten und bewegen Sie die Stirn Richtung Knie. Das Becken bildet jetzt sozusagen den Gipfel eines Berges. Nehmen Sie nun einen tiefen Atemzug und lassen Sie währenddessen das Becken wieder herunterkommen, wobei Sie Kopf und Oberkörper so weit wie möglich nach oben drücken und mit den Augen über sich

26a

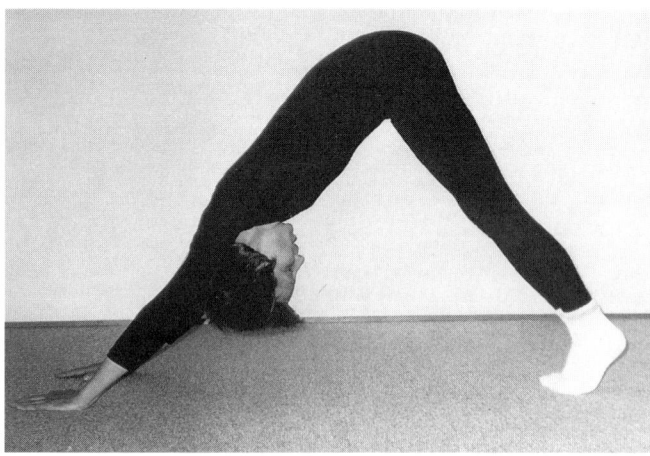

112

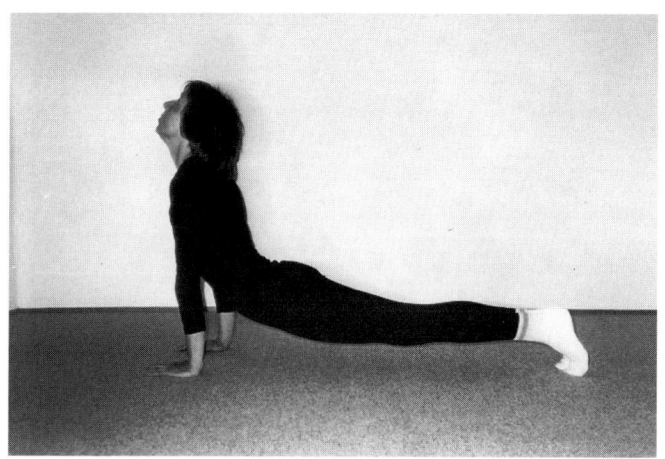

blicken. Vermeiden Sie eine Berührung des Beckens mit dem Boden. Falls Sie bei der Übung mit den Füßen weg-rutschen, stützen Sie diese an einer Wand ab oder üben Sie barfuß.

◇ Drehen Sie sich auf den Rücken und kommen Sie ein wenig zur Ruhe. Beginnen Sie nun damit, alle Muskeln Ihres Körpers von Fuß bis Kopf gleichzeitig anzuspannen. Dabei atmen Sie tief und langsam ein. Gebrauchen Sie gleichsam die Kraft Ihres Atems, um die Muskelanspannung immer stärker werden zu lassen. Lassen Sie daraufhin mit einem gelösten Ausatmen vollständig los.
Erleben Sie jetzt die wohltuende Entspannung und Wärme im ganzen Körper.

5. Atem und Kontakt zum Anderen

5.1. Der Atem als Mittel der Kommunikation

Wir kennen verschiedene Formen des Kontakts zu anderen Menschen: Reden, Ausdruck durch Gestik und Mimik (die Körpersprache), Anschauen und Berühren. Darüber hinaus haben wir den Atem als wesentliches Kommunikationsmedium zwischen Innen- und Außenwelt, da wir ständig atmen müssen, um leben zu können: beim Einatmen nehmen wir mit der Luft etwas von der Atmosphäre unserer Umgebung in uns auf, beim Ausatmen geben wir mit ihr ein wenig von unserem momentanen Befinden ab. Wenn wir mit anderen zusammen sind, verbindet uns mit diesen – ob wir sie nun mögen oder nicht – die uns umgebende Luft. So bedeutet eine schlechte Atmosphäre in einem Raum nicht nur einen geringen Sauerstoffgehalt der Atemluft, sondern auch, daß wir uns in dieser Luft, die wir mit anderen teilen, unwohl fühlen. Manchmal reden wir in diesem Zusammenhang von schlechten Schwingungen, die in der Luft liegen.

Durch bewußtes gemeinsames Atmen können wir einen intensiven zwischenmenschlichen Kontakt herbeiführen. Häufig wird dieses Wissen beispielsweise am Beginn von Yoga- oder Selbsterfahrungsgruppen genutzt. Das mag so aussehen, daß die Teilnehmer einen Kreis bilden, sich an den Händen nehmen und mit geschlossenen Augen für einige Minuten zusammen atmen. Danach fühlen sich die Anwesenden in der Regel lockerer und vertrauter miteinander.

Da wir mit Hilfe unseres Atems mit unserem wahren Wesen in Kontakt kommen, beginnen sich die gewohnten Grenzen zum anderen allmählich aufzulösen. Wir werden offener, durchlässiger und verschmelzen zunehmend mit ihm. Gemeinsames Atmen ist wie ein sich stetig vertiefender Dialog ohne Worte, welcher in eine Atmosphäre von vollständigem Eins-Sein münden kann. Es vermag eine solche Zusammengehörigkeit zu bewirken, daß wir das Gefühl haben, als atmeten nicht mehr wir selbst, sondern als gäbe es nur noch einen atmenden Organismus, der wie von selbst pulsiert.

5.2. Partnerübungen

Dieser Abschnitt bringt zwei unterschiedliche Arten von Atemübungen mit einem Partner: Atem-Kontaktübungen (Kap. 5.2.1.) und Kontaktübungen mit Atem und Bewegung (Kap. 5.2.2.). Bei allen Übungen sollten Sie die Zwerchfellatmung benutzen.

5.2.1. Atem-Kontaktübungen

Bei diesen Übungen schaffen Sie eine tiefgehende Verbindung zu Ihrem Partner mit Hilfe des Atems, wobei Sie den Körperkontakt als unterstützendes Element

hinzunehmen. Ihre Augen bleiben während der Dauer
der einzelnen Übungen geschlossen.

◇ Sie sitzen im Schneidersitz mit Ihrem Partner Rücken
an Rücken und richten sich dabei so auf, daß Sie mit ihm
auch guten Kontakt im unteren Rückenbereich haben. Atmen Sie nun bewußt ein und aus und empfinden Sie Ihre
als auch die Atmung Ihres Partners im Rücken. Spüren
Sie die Unterschiede zwischen beiden Atembewegungen
und lassen Sie es geschehen, daß sich diese mehr und
mehr annähern und schließlich zusammenfließen.
Sie sollten so wenig wie möglich in diesen Prozeß eingreifen, sondern vielmehr geduldig abwarten, bis sich die
Verschmelzung beider Atemrhythmen von selbst einstellt.
Erleben Sie das Gefühl von Eins-Sein mit Ihrem Partner
und kommen Sie nach einer Weile wieder zu sich selbst
zurück.

◇ Sie und Ihr Partner befinden sich in entspannter Rük-
kenlage, wobei die Fußsohlen aneinanderliegen. Beim
Ausatmen schicken Sie in der Vorstellung den Atem von
Ihrem Kopf durch die Fußsohlen bis zum Kopf Ihres Partners, beim Einatmen geht der Atem in gegenläufiger Richtung. Lassen Sie den Atem auf- und abströmen und
spüren Sie, wie auf diese Weise die Energie zwischen Ihnen beiden hin und her zu fließen beginnt. Malen Sie sich
jetzt aus, wie Sie beide zunehmend zu einem Wesen werden und genießen Sie diesen Zustand vollkommener Harmonie.

◇ Setzen Sie sich mit gekreuzten Beinen einander gegenüber und halten Sie sich an den Händen. Beobachten
Sie zunächst für einige Sekunden Ihren Atem. Atmen Sie
jetzt aus und stellen Sie sich dabei vor, wie Sie den Atem
durch den rechten Arm und die rechte Hand hinauf in den
linken Arm Ihres Partners leiten. Beim Einatmen ziehen

117

Sie den Atem vom rechten Arm Ihres Partners hoch in Ihren linken Arm. Lassen Sie so einen Energiekreislauf entstehen. Erleben Sie, wie Sie von diesem genährt und
getragen werden.

27

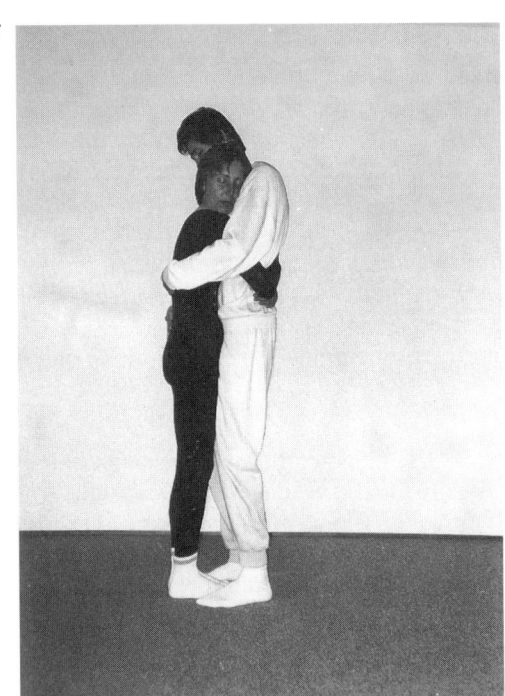

◇ Sie umarmen Ihren Partner im Stehen, wobei die Bäu-
che einander berühren. Spüren Sie abwechselnd Ihren
und Ihres Partners Atembewegung im Bauch. Ohne Ihr
beider Zutun können sich nach einer Weile die Atemrhythmen einander angleichen: die Bauchdecken heben
und senken sich im gleichen Takt.

118

5.2.2. Kontaktübungen mit Atem und Bewegung

Kennzeichnend für die nachfolgenden Übungen ist ein harmonisches Zusammenwirken von Atem und Bewegung bei Ihnen und Ihrem Partner, aus dem sich ein intensiver Austausch ergibt. So weit es Ihnen möglich ist, achten Sie auf Blickkontakt.

◇ Sie sitzen sich mit gekreuzten Beinen gegenüber, die Ellenbogen sind gebeugt und die Handflächen liegen aneinander. Es ist wichtig, daß Sie während der ganzen Übung Augenkontakt mit Ihrem Partner halten. Während Sie betont ausatmen, schieben Sie beide Ihre rechte Hand mit sanftem Druck nach vorne. Mit dem Einströmen des Atems lassen Sie diese wieder zurück- und die linke Hand nach vorne gleiten. Nach kurzer Zeit werden Sie bemerken, daß die Bewegungen leichter und fließender werden, bis Sie das Gefühl haben, daß sie von alleine geschehen.

28

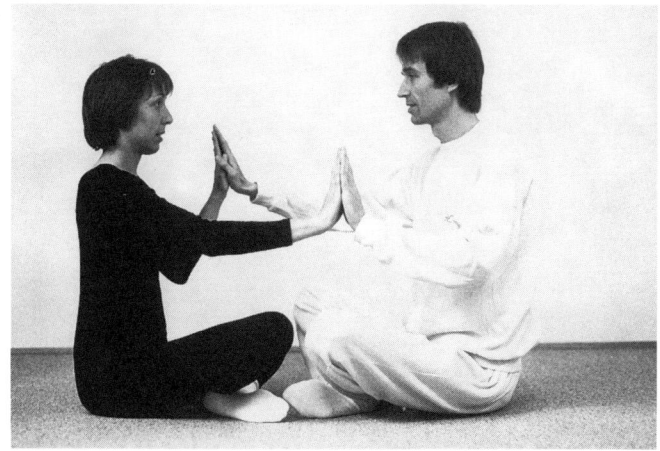

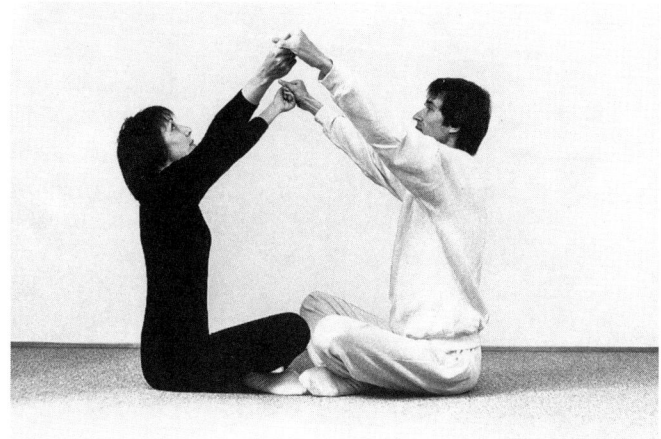

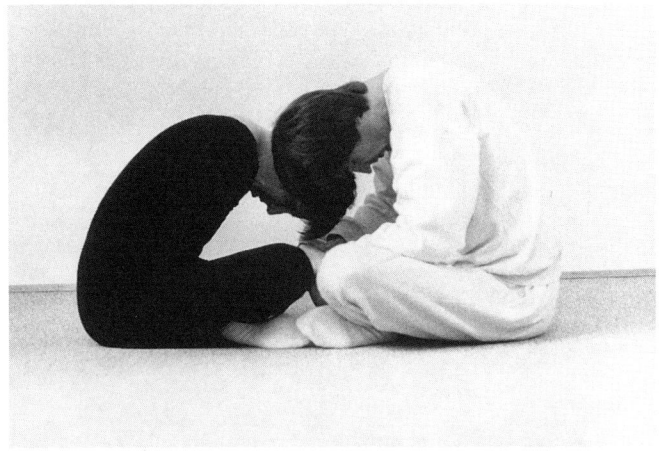

◇ Die Ausgangsposition ist die gleiche wie in der letzten Übung, diesmal allerdings fassen Sie sich an den Händen. Stellen Sie sich vor, Sie bilden miteinander eine Rosenblüte, die sich der Sonne öffnet. Dabei strecken Sie einatmend langsam Ihre Arme nach oben und dann zu den Seiten. Beim Ausatmen verschließt sich die Blüte: Sie nehmen die Arme herunter und lassen Kopf und Oberkörper nach vorne sinken.

Während Sie diese Übung ausführen, machen Sie sich bewußt, daß Öffnen und Verschließen einander bedingen und auch Teil Ihres Lebens sind.

30

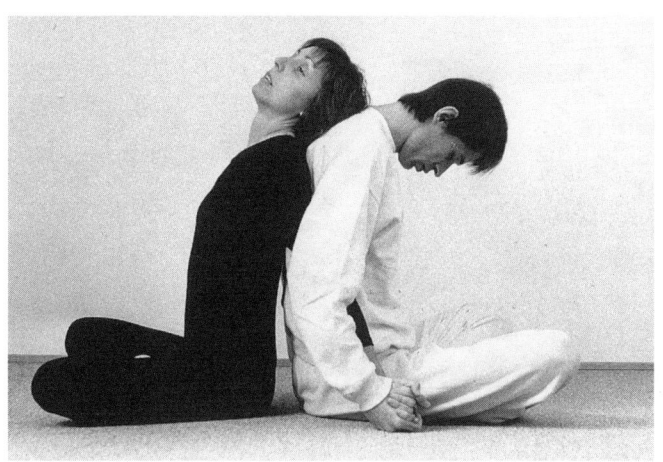

◇ Sie sitzen im Schneidersitz Rücken an Rücken, halten sich an den Händen und spielen bei dieser Übung gemeinsam mit Kopf und Nacken: wenn Sie mit dem Ausatmen Ihren Kopf nach vorne senken, atmet Ihr Partner ein und läßt dabei seinen Kopf so weit wie möglich auf Ihrem Nacken nach hinten gleiten. Danach tauschen Sie die Rollen. Lassen Sie einen gleichmäßigen Atem- und Bewegungsfluß entstehen.

◇ Behalten Sie die Sitzhaltung aus der vorhergehenden Übung bei. Fassen Sie sich wieder an den Händen und strecken Sie mit dem Einatmen die Arme seitwärts langsam in die Höhe, bis die Hände über den Köpfen zusammenkommen. Beim Ausatmen führen Sie die Arme wieder zurück (Abb. 31).

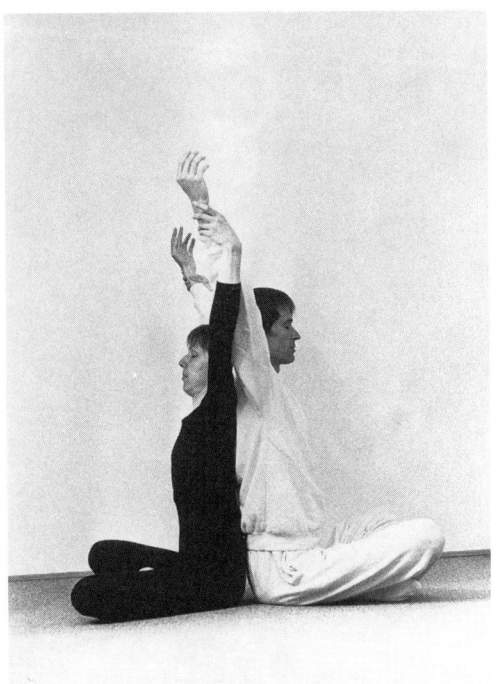

Sollten Sie und Ihr Partner unterschiedliche Körpergrößen besitzen, so hält der kleinere von Ihnen den anderen an den Unterarmen statt an den Händen.

◇ Der folgende Ablauf ist eine Abwandlung der letzten Partnerübung, wobei wir nun noch eine verstärkte Dehnung des Oberkörpers herbeiführen.
Bringen Sie die gestreckten Arme hoch über den Kopf und fassen Sie sich wiederum an den Händen. Beim Ausatmen beugen Sie sich etwas nach vorne und ziehen die Arme Ihres Partners mit, während dieser einatmet. Daraufhin läßt sich Ihr Partner vornüber sinken, wodurch nun Ihr Rumpf geweitet wird (Abb. 32).

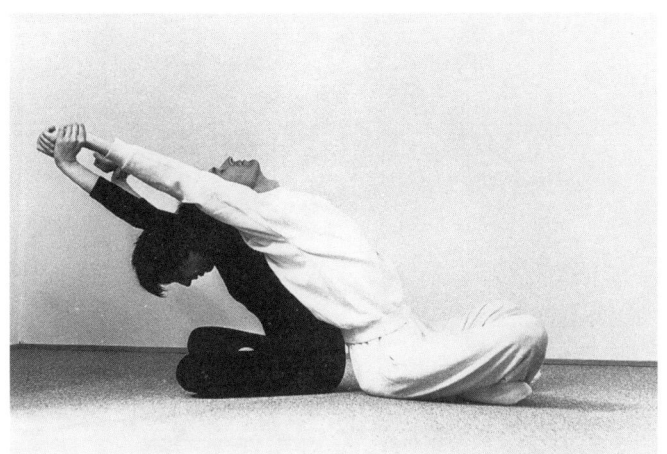

◇ Weiterhin Rücken an Rücken sitzend, haken Sie sich jetzt mit den Armen ein. Atmen Sie aus und beugen Sie Ihren Oberkörper vornüber, bis Sie mit der Stirn dem Boden möglichst nahe kommen. Währenddessen atmet Ihr Partner ein und läßt die volle Streckung seines Oberkörpers geschehen. Dann erfolgt der Ablauf in umgekehrter Weise.

◇ Bei dieser Übung sitzen Sie mit gekreuzten Beinen einander gegenüber und nehmen sich – mit den Armen in Brusthöhe – erneut an den Händen (Abb. 33). Sie führen nun beide gleichzeitig eine Seitbewegung des Körpers aus, in welche das Becken miteinbezogen wird. Dazu verlagern Sie beim Einatmen das Körpergewicht zur linken Seite, wobei sich das Gesäß vom Boden abhebt. Mit dem Ausatmen schaukeln Sie hinüber nach rechts. Ihr Partner gleicht sich Ihrer Bewegung an.

◇ Sie stehen mit leicht gespreizten Beinen einander gegenüber und legen Ihre Handflächen aneinander (Abb. 34). Der Abstand zwischen Ihnen ist so groß, daß

33

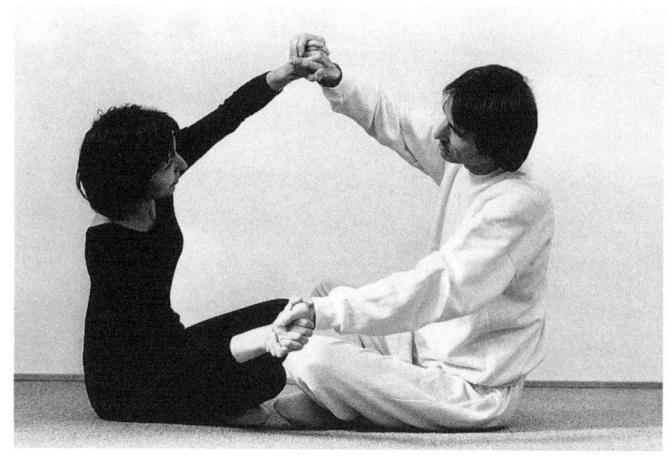

34

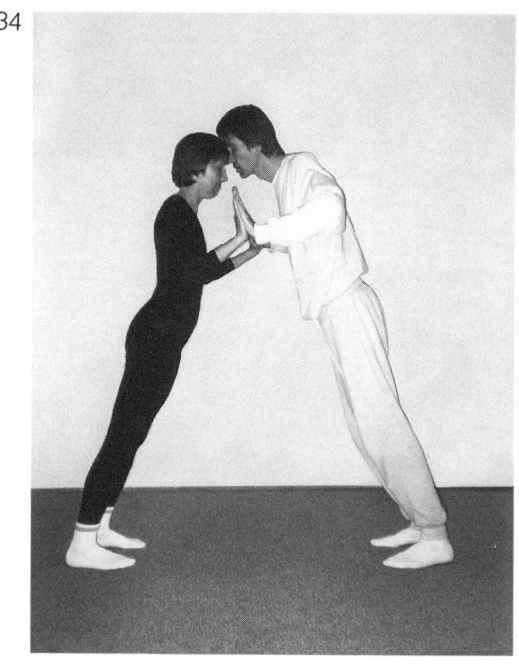

Sie beide die Arme ausgestreckt halten können. Mit dem Ausatmen beugen Sie die Ellenbogen und lassen sich zugleich so weit aufeinander zufallen, bis Sie sich mit der Stirn berühren. Beim Einatmen drücken Sie sich wieder voneinander ab.

35

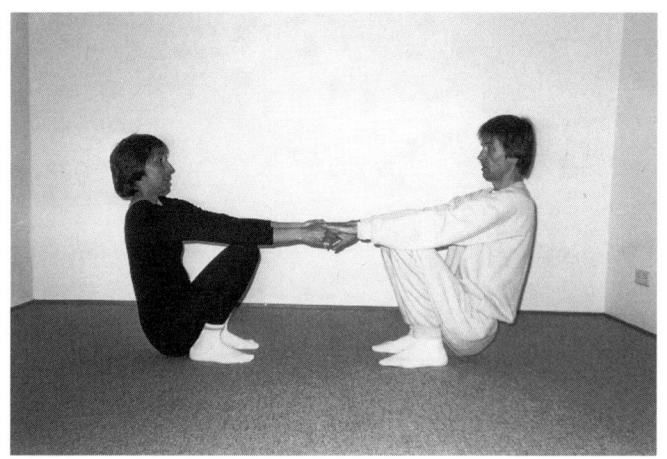

◇ Erneut einander gegenüberstehend, halten Sie sich diesmal gut mit den Händen fest. Lehnen Sie beide Ihren Oberkörper so nach hinten, daß Sie noch im Gleichgewicht bleiben (Abb. 35). Die Wirbelsäule bleibt dabei gerade, und die Arme sind gestreckt. Gehen Sie nun beim Ausatmen langsam zusammen in die Hocke und ziehen Sie sich beim Einatmen zurück nach oben.

◇ Nun sitzen Sie mit ausgestreckten und gegrätschten Beinen einander gegenüber, die Fußsohlen berühren sich. Fassen Sie sich an den Händen und halten Sie während der Übung Arme und Beine gestreckt (Abb. 36). Ziehen Sie jetzt Ihren Partner zu sich nach vorne, wobei Sie einatmen und Ihr Partner ausatmet. Daraufhin kehren Sie den Vorgang um.

125

36

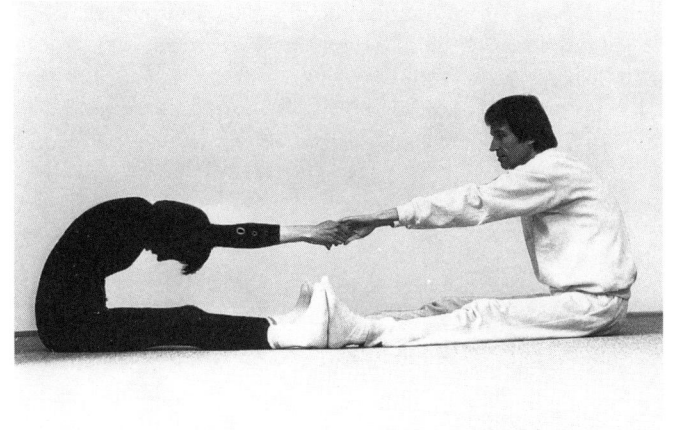

6. Der Feueratem

Den Abschluß dieses Übungshandbuches bildet der Feueratem, welcher aus der Yoga-Lehre kommt. Diese Atemtechnik wird aus dem Grunde so bezeichnet, weil sie durch die Aktivierung unserer sieben Hauptchakren unser inneres Feuer entfacht. Die Chakren („Chakra" bedeutet wörtlich „Rad") sind wirbelförmig kreisende Energiezentren, die sich im sog. feinstofflichen Körper, der Aura, befinden. Sie besitzen die Fähigkeit, feinste Schwingungen aufzunehmen, welche sie an unseren Organismus weiterleiten sowie nach außen abgeben.[24] Wenn sie in einem offenen und geklärten Zustand sind, wirken sie als Instrumente zur Vermehrung unserer Lebendigkeit und Sensibilität.

Der Feueratem stellt eine wunderbare Übungssequenz dar, durch den Sie mit Hilfe einer bestimmten Yoga-Atemmethode Ihre wichtigsten Chakren reinigen und beleben können. Es gibt kaum eine Atemübung, mit welcher Sie in kurzer Zeit ein solches Maß an Lebenskraft und Leichtigkeit in sich erwecken können:

◇ Die Durchführung des Feueratems geschieht auf folgende Weise: Sie richten nacheinander Ihre Aufmerksamkeit für einige Momente auf die sieben nachstehend beschriebenen Chakren. Dann nehmen Sie für jedes Chakra eine bestimmte Position ein, die Sie am Ende des Kapitels erläutert finden. (Bei einigen Chakren müssen Sie darüber hinaus eine besondere Bewegung ausführen.) Während dessen atmen Sie eine halbe Minute lang kraftvoll durch die Nase ein und aus und betonen dabei das Ausatmen. (Beim fünften und sechsten Chakra setzen Sie eine spezielle Atemtechnik ein.) Anschließend nehmen Sie einen tiefen Atemzug, halten die Luft so lange wie möglich an, bleiben unter Beibehaltung der Position mit der Bewußtheit auf dem jeweiligen Chakra und lassen dann los. Zuletzt geben Sie die vorgeschriebene Stellung auf und bleiben mit der Konzentration noch für einige Sekunden auf dem betreffenden Chakra.

Bemerkenswerterweise empfängt und übermittelt jedes Chakra eine andere Energiequalität, wobei diese von Chakra zu Chakra immer feiner und leichter wird. Entsprechend erfüllen die Chakren unterschiedliche Aufgaben. Das erste Chakra (Basiszentrum) – mit der gröbsten Schwingung – liegt im Dammbereich, also zwischen Genitalien und After, und dient der Stärkung unserer Erdverbundenheit und dem materiellen Überleben. Das zweite Chakra befindet sich ungefähr in Höhe der Schamhaargrenze und hat die Aufgabe, unsere Sinnlichkeit und Kreativität zu fördern. Das dritte Chakra hat seinen Sitz im Sonnengeflecht, also in der Magengrube unmittelbar unter dem Brustbein. Seine Funktionen sind Ausdruck von Macht und Stärke. Das vierte Chakra liegt in der Mitte der Brust. Seine Aufgabe besteht in der Entfaltung unserer Herzensqualitäten, d. h. bedingungsloser Liebe und Mitgefühl. Das fünfte Chakra befindet sich zwischen Halsgrube und Kehlkopf und ist das Zentrum unserer Kommunikation und Ausdruckskraft. Das sechste Chakra, auf der Stirn direkt über der Nasenwurzel angesiedelt, dient dem Wachsen unserer Selbsterkenntnis und Intuition. Das siebte Chakra (Scheitelzentrum) schließlich, das in der Mitte der Schädeldecke liegt, stellt unsere Verbindung zum kosmischen Bewußtsein dar, gemäß dem alle Dinge Teil einer vollendeten und liebevollen göttlichen Ordnung sind.

Kommen wir abschließend zu den für die einzelnen Chakren einzunehmenden Haltungen und zu vollziehenden Bewegungen:

Erstes Chakra: Sie setzen sich auf Ihre Fersen, die Knie zeigen weit auseinander. Die Arme sind zu den Seiten ausgestreckt, wobei die Handflächen nach außen weisen. Falls Sie Probleme mit dieser Position haben, legen Sie ein Kissen unter das Gesäß. Führen Sie keinerlei Bewegung aus.

Zweites Chakra: Sie behalten Ihre Position bei. Es findet ebenfalls keine Bewegung statt.

Drittes Chakra: Sie bleiben im Fersensitz, diesmal sind die Knie zusammen. Legen Sie Ihre Hände auf den Knien ab. Beim Einatmen knicken Sie im Oberbauch ein wenig ein, wozu Sie die Ellenbogen etwas beugen. Mit dem Ausatmen gehen Sie zurück in die Ausgangsposition.

Viertes Chakra: Sie haben die gleiche Position wie beim ersten Chakra. Nun verhaken Sie Ihre Finger ineinander, wobei Sie die Ellenbogen so beugen, daß sie mit den Unterarmen in Höhe des Herzens eine

---

Der Feueratem

a) Aufmerksamkeit auf das Chakra (einige Sekunden)

b) bestimmte Position einnehmen sowie (bei einigen Chakren) bestimmte Bewegung ausführen, kraftvoll durch die Nase ein- und ausatmen, das Ausatmen betonen (eine halbe Minute), einen tiefen Atemzug nehmen und so lange wie möglich halten (s. S.130/131).

c) Aufgeben der Position und Aufmerksamkeit auf dem Chakra lassen (einige Sekunden)

<table>
Chakra	Lage	Position	Bewegung	Spezielle Atemtechnik
1	Dammbereich		----	----
2	Schamhaar-grenze		----	----
3	Magengrube		beim Einatmen: Einknicken im Oberbauch beim Ausatmen: wieder aufrichten	----
4	Brustmitte		beim Einatmen: linker Ellenbogen nach schräg oben, rechter nach schräg unten, Hände ver-harren in gleicher Höhe beim Ausatmen: Bewegung in gegenläufiger Richtung	----
</table>

130

Chakra	Lage	Position	Bewegung	Spezielle Atemtechnik
5	zwischen Halsgrube und Kehlkopf	frei wählbar-----	-----	zweimal durch die Nase ein-, zweimal durch den Mund ausatmen
6	Stirn direkt über der Nasenwurzel		die gestreckten Arme langsam in die Höhe führen, bis sie sich über dem Kopf befinden	schnelles Hecheln durch die Nase
7	Mitte der Schädeldecke Zunge liegt auf dem weichen Gaumen		-----	-----

Waagrechte bilden. Führen Sie nun während des Einatmens den linken Ellenbogen nach schräg oben und gleichzeitig den rechten nach schräg unten. Beim Ausatmen bewegen Sie die Arme in gegenläufiger Richtung. Die Hände fungieren dabei als Fixpunkt, d. h. sie verharren stets in gleicher Höhe.

Fünftes Chakra: Für dieses Chakra können Sie die Position frei wählen. Außerdem haben Sie hier eine spezielle Atemtechnik: Sie atmen in zwei Etappen durch die Nase ein und dann entsprechend zweimal durch den Mund aus.

Sechstes Chakra: Erneut im Fersensitz wie beim ersten Chakra, bringen Sie jetzt Ihre gestreckten Arme zu den Seiten, wobei die Handflächen nach außen weisen. Wiederum atmen Sie auf eine besondere Weise: Sie benutzen schnelles Hecheln durch die Nase. Währenddessen führen Sie die gestreckten Arme langsam in die Höhe, bis sie sich über dem Kopf befinden.

Siebtes Chakra: Sie behalten die vorherige Stellung bei. Ihre gestreckten Arme sind über dem Kopf, und die Zungenspitze liegt auf dem weichen Gaumen.

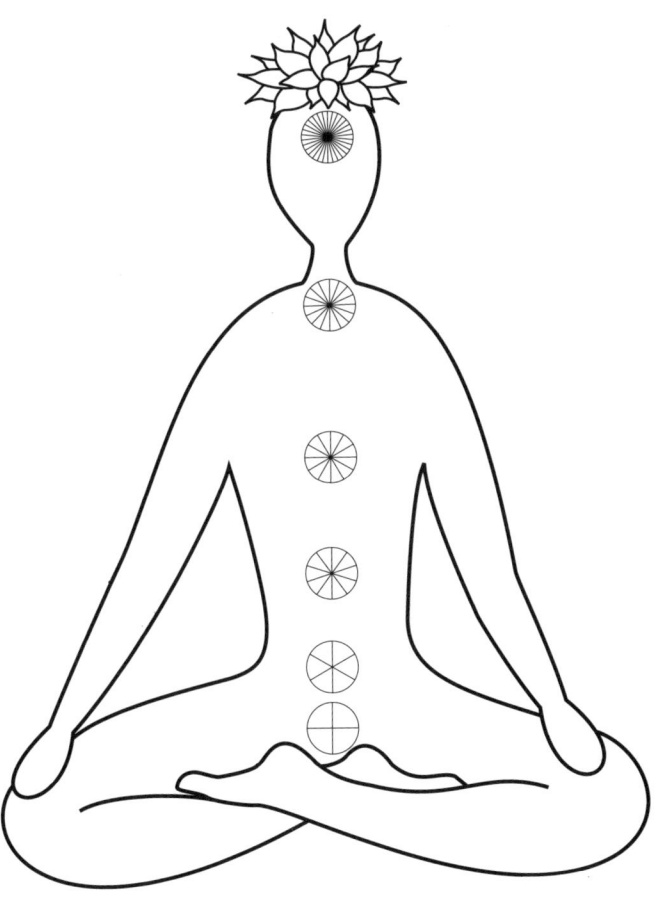

Anmerkungen

[1] Palos, S., S. 21.

[2] Der bekannte französische Yoga-Experte van Lysebeth definiert den Begriff „Prana" umfassender als die „Gesamtsumme aller Energien des Universums." (S. 13) Danach existiert Prana überall, nicht nur im Atem, sondern genauso etwa im Wasser, der Nahrung oder dem Licht.

[3] Speads, C., S. 20

[4] Der Kehlkopf wird in seiner Funktion als Organ der Stimmbildung maßgeblich von der Atemweise bestimmt: ein gelöstes Atmen bewirkt eine Entspannung der Atemmuskeln und ein ungehindertes Zusammenwirken der inneren und äußeren Kehlkopfmuskulatur. Davon wird die Ausdruckskraft der Stimme geprägt.

[5] Bei der Diffusion bewegen sich die Teilchen (Moleküle, Ionen) eines Stoffes vom Ort höherer Konzentration zum Ort niedrigerer Konzentration ohne irgendeinen äußeren Antrieb. Die Langsamkeit dieses Vorgangs wird etwa daran deutlich, wie lange es dauert, bis sich der Zucker in einer Tasse Tee von selbst gleichmäßig verteilt hat.

[6] Köhnlechner, M., S. 32

[7] vgl. Jones, E., 1983, S. 161

[8] Zimmermann, W., S. 15

[9] Die Bedeutung der übrigen Muskulatur für den Bluttransport bleibt an dieser Stelle unberücksichtigt.

[10] Genauer betrachtet geschieht folgendes: das Zwerchfell gibt dem Herzen gleichsam Impulse, indem es mit jeden Einatmen venöses Blut aus den Bauchorganen herauspreßt. Auf diese Weise entsteht ein Unterdruck im nach unten erweiterten Brustraum, durch den ein verstärkter Abtransport des

verbrauchten Blutes in die Lunge möglich ist. Der Blutkreislauf wird angeregt, das Herz damit durch das Zwerchfell insofern entlastet, als dieses seine Pumparbeit erleichtert.

[11] Diese Kräftigung erhalten zugleich auch beide Lungenflügel, die sich unmittelbar links und rechts des Herzens befinden.

[12] Köhnlechner, M., S. 12/13

[13] Lediglich beim verstärkten Ausatmen ist die Bauchmuskulatur aktiv beteiligt. Man spricht in diesem Zusammenhang von „Bauchpresse".

[14] Genau genommen ergibt sich durch die Aktivität des Zwerchfells auch eine Flanken- und Rückenatmung im unteren Teil des Rumpfes, zur Flanken- und Rückenatmung siehe auch Kap. 3.1.

[15] Lodes, H., S. 120

[16] Lodes, H., S. 122

[17] Interessanterweise hat man herausgefunden, daß aufgrund eines „rhythmischen Schwellungszyklus von etwa zwei Stunden für jedes Nasenloch" gewöhnlich ein Nasenloch für eine Stunde offener ist als das andere, vgl. dazu Selby, J., S. 37

[18] Häufig ist ein besonderer Typ der Brustatmung anzutreffen, die sog. Schlüsselbeinatmung, welche bei Angst und Nervosität eingesetzt wird. Dabei wird kurz und flach in den oberen Brustraum geatmet, wodurch ein wesentlicher Teil der Lungenkapazität ungenutzt bleibt. Der Stoffwechsel ist erheblich reduziert, zumal sich aufgrund des Wirkens der Schwerkraft das meiste Blut im unteren Lungenbereich befindet.

[19] Inzwischen haben sich allerdings durch den Einfluß des französischen Arztes Leboyer einige Veränderungen bei der Geburt weitgehend durchgesetzt: so bleibt vor allem das Baby nach der Geburt bei der Mutter, und seine Nabelschnur wird erst durchgetrennt, nachdem es schon von selbst zu atmen begonnen hat.

[20] Jones, E., 1981, S. 1129

[21] In der Medizin wird die Hyperventilationstetanie als Störung oder Krankheit betrachtet und entsprechend mit Kohlendioxydzufuhr (Atmen in eine Plastiktüte) behandelt.

Demgegenüber wird in der Rebirthing-Therapie die Tetanie durch einfaches, entspanntes Ausatmen und zugleich stattfindendes innerliches Bejahen der Symptome in kurzer Zeit aufgelöst.

22 vgl. dazu Selby, J., S. 34
23 vgl. dazu Selby, J., S. 35
24 Näheres zu den Chakren bei: Walter, J., S. 73 ff.

Literaturverzeichnis

Bartels, Heinz und Rut: Physiologie, München 1983.

Derbolowsky, Udo: Richtig atmen hält gesund, Düsseldorf 1978.

Egenolf, Heinrich: Wunder des Atmens, Stuttgart [16]1979.

Faller, Adolf: Der Körper des Menschen, Stuttgart [10]1984.

Glaser, Volkmar: Sinnvolles Atmen, Berlin 1957.

Jones, Eve, Rebirthing, in: Corsini, Ray (Hg.), Handbuch der Psychotherapie Bd. 2, Weinheim 1981.

Jones, Eve: An introduction to rebirthing for health professionals, in: Ray, Sondra, Celebration of Breath, Berkeley 1983.

Köhnlechner, Manfred (Hg.): Erfolgsmethoden bei Asthma und Bronchitis, München 1975.

Krauß, Herbert: Atemtherapie, Berlin (Ost) 1980.

Laut, Phil / Leonhard, Jim: Neugeboren werden, München 1988.

Leboyer, Frederick: Der sanfte Weg ins Leben, München 1974.

Lodes, Hiltrud: Atme richtig, München 1977.

van Lysebeth, André: Die große Kraft des Atems. Die Atemschule des Pranayama, Bern 1985.

Middendorff, Ilse: Der Atem und seine Bedeutung für den Menschen, Berlin 1977.

Müller, Else: Bewußter leben durch Autogenes Training und richtiges Atmen, Reinbek 1983.

Palos, Stephan: Atem und Meditation, München 1985.

Platzer, Werner: Taschenatlas der Anatomie Bd. 1: Bewegungsapparat, Stuttgart [5]1986.

Rauch, Edith: Das Atembuch für Sie, Gelnhausen 1964.

Schaarschuch, Alice: Der atmende Mensch, Bietigheim 1979.
Schmitt, Johannes Ludwig: Atemheilkunst, Bern 1966.
Selby, John: Atmen und leben, Reinbek 1987.
Speads, Carola: Natürliches Atmen – Intensiver und gesünder leben, Landsberg 1987.
Strasser, Wolfgang: Heilen mit Lebensenergie – Rebirthing: Psychoenergetische Therapie, München ²1986.
Teegen, Frauke: Die Begegnung mit dem Schatten, Reinbek 1985.
Wadulla, Annamaria: Bewußt atmen – besser leben, Haldenwang 1979.
Walter, Johannes: Die heilende Kraft des Atmens, München 1987.
Zebroff, Kareen: Yoga für jeden, Frankfurt 1975.
Zimmermann, Werner: Kräfte des Atems, München 1948.

Weitere Informationen:

Wolfgang Wessely
c/o Institut für Körperarbeit und Tiefenentspannung
Oppenheimer Str. 51
6000 Frankfurt 70

Ein weiterer Gesundheitsratgeber
zur praktischen Anwendung

Dr. med. Wolfgang Brüggemann

Mit Kneipp gesund durch den Alltag

Mit einem Lexikon für die häusliche Anwendung

Millionen Menschen hat die Kneippsche Naturheilkunde die
Gesundheit erhalten oder wiedergebracht. Wer nicht zu einer
Kneipp-Kur kommt, kann die meisten Anwendungen auch
zu Hause durchführen, denn Wasser und Kräuter stehen
überall zur Verfügung.
In diesem Ratgeber zeigt ein erfahrener Arzt, wie man mit
dem Kneippschen Therapie-System (Wasser-, Pflanzen-, Be-
wegungs-, Ernährungs- und Ordnungstherapie) neue Kör-
perkräfte und tiefe innere Zufriedenheit gewinnt.
Im letzten Teil finden sich Anleitungen zu verschiedenen
Kneipp-Wochenend-Kuren und schließlich ein Lexikon für
die häuslichen Anwendungen von „Abhärtung" über „Herz-
beschwerden", „Kopfschmerzen" bis hin zu „Schlaflosigkeit"
und „Vegetativer Dystonie".

176 Seiten mit 16 vierfarbigen und zahlreichen einfarbigen
Abbildungen und Tabellen, gebunden.

ISBN 3-451-22333-3

HERDER

Lebenshilfe-Bücher, die man gern verschenkt

Otto Betz

Vom Zauber der einfachen Dinge
Glücklich sein im Alltag

Während wir das Glück in der Zukunft suchen, ist es längst bei uns angekommen. Es wartet in der Erfahrung der Sinne, im Gehen und Sehen, in einem Vogelruf, einer unerwarteten Begegnung ... Doch wir haben weithin verlernt, uns davon berühren zu lassen. Darum handelt dieses Buch von der Kunst, aufmerksamer zu leben, bewußter für das Geschehen alltäglicher Vorgänge. Glücklich sein im Alltag – ein einfacher Weg führt dorthin. Der Autor zeigt ihn klar und überzeugend.

240 Seiten, gebunden. ISBN 3-451-22334-1

Peter Paal

Mut zum Leben
Wie man im Alltag Kraft schöpfen kann

Wie man bei den ganz alltäglichen, praktischen Dingen immer wieder den Horizont frei und den Blick geschärft hält für das Wesentliche – darum geht es dem Autor in diesem Buch. Wie man mit Streß leben kann und lernt, jedem Tag wenige Minuten der Ruhe und Stille einzuräumen und dem Wettlauf mit der Zeit standzuhalten. Wie man Trost findet und schließlich lernt, richtig zu reisen, zu genießen, alt zu werden und aus Büchern, Briefen, Erinnerungen neue Kraft zu schöpfen.

240 Seiten, gebunden. ISBN 3-451-22335-X

HERDER